Maßlos

Angelika Schaller

Maßlos

50 Kilo
leichter und
glücklicher

Weltbild

Besuchen Sie uns im Internet:
www.weltbild.de

Weltbild Taschenbuch

Die Autorin

Dr. Angelika W. Schaller, Jahrgang 1957, ist promovierte Medizinjournalistin, Buchautorin und Life-Coach. Sie lebt mit ihrem Mann in München.

Und jedem Anfang wohnt ein Zauber inne,
Der uns beschützt und der uns hilft, zu leben.
Wir sollen heiter Raum um Raum durchschreiten,
An keinem wie an einer Heimat hängen,
Der Weltgeist will nicht fesseln uns und engen,
Er will uns Stuf' um Stufe heben, weiten.
Kaum sind wir heimisch einem Lebenskreise
Und traulich eingewohnt, so droht Erschlaffen,
Nur wer bereit zu Aufbruch ist und Reise,
Mag lähmender Gewöhnung sich entraffen.

Hermann Hesse (»Stufen«)

Inhalt

Vorwort

Jede Geschichte hat ihre gute Seite. So auch diese. Sie beginnt mit einer Frau jenseits der 40, die 130 Kilo wiegt. Wenn man dieses Gewicht (und mehr) hat, fällt es nicht immer leicht, positiv gestimmt durchs Leben zu gehen. Dennoch gleich an dieser Stelle die entscheidende Nachricht: Jeder kann abnehmen, auch jenseits der 40 und mehr als ein paar Kilo. Ohne dass man nachher aussieht wie eine Runzel, ohne Schönheitsoperationen (wenn man Glück hat und die Haut mitspielt), ohne dass das Ganze zu einer unerträglichen Ochsentour würde. Man muss nur wollen. Bedingungslos. Von ganzem Herzen. Fängt man mit Halbheiten an, ist das Vorhaben bereits zum Scheitern verurteilt. Ferner: Man muss an sich arbeiten, hart zuweilen, und man muss durchhalten. Eine Lebensumstellung erfordert viel Energie – das Ergebnis ist es wert.

Kurz eine Anleitung zu diesem Buch, welches meine ganz persönliche Geschichte erzählt. Es handelt sich um meine Erfahrungen, um meine Strategien. Auf Vollständigkeit bestimmter Theorien erhebe ich keinen Anspruch, und darauf kommt es auch nicht an. Mein Ziel ist es, Mut zu machen, Mut auch den sogenannten *hoffnungslosen* Fällen. Ihnen gilt mein Mitgefühl, und ihnen will ich mit diesem Buch sagen: Ja, man kann seinem Weg nochmals eine neue, andere Richtung geben! Ja, auch Sie können abnehmen. In jedem Alter. Nach tausend verfehlten Versuchen. Wann immer Sie wollen! Was immer Ihr Umfeld sagt oder meint. Und warum? Ganz einfach – weil Sie es können. Weniger gedacht ist dieser Ratgeber und Erfahrungsbericht für all jene, die lediglich ein paar Kilo zu viel auf den Rippen haben oder begeistert jede neue Diät ausprobieren, die auf den Markt drängt. Dieses Buch ist geschrieben für *Schwergewichte,* deren Hang zur Maßlosigkeit, also auch zum maßlosen Essen, andere Ursachen hat als nur zu viel Appetit oder Lust auf leibliche Genüsse. Es ist für jene geschrieben, deren Leben zur Hölle wurde durch massives Übergewicht und die ein Beispiel brauchen in ihrer Not von jemandem, der durch eben dieselbe Hölle gegangen ist. Wer also den leicht dahinplaudernden Ton jener Bücher erwartet, die große Erfolge feiern, weil sie – nicht zuletzt – das Dicksein verniedlichen, sollte dieses Buch besser zur Seite legen.

Danken möchte ich an dieser Stelle folgenden Personen: Eva Weigl, meiner Lektorin, für kritisches Lesen und für ihre energische, engagierte und konstruktive Mithilfe bei der Entstehung dieses Buches. Meinem Mann Uwe für Geduld und Ansporn; meiner Freundin Doro sowie meiner Verlagskollegin Monika Mark für zahlreiche Tipps und Ratschläge. Und schließlich: meinem Verleger (und Freund) Burkhard P. Bierschenck für die tatkräftige Unterstützung des Projekts. danken möchte ich ferner meiner Familie und all meinen Freunden, die mich auch in der *Hoch-Zeit* meines Dicken-Daseins vorbehaltlos akzeptiert haben.

München, im Januar 2008

www.comtega.de
E-Mail: schaller@comtega.de

Einleitung

Diätbücher und Ratgeber zum Thema *Abnehmen* (inklusive Erfolgsgarantien) gibt es wie Sand am Meer. Regelmäßig zum Frühjahr überfluten diese Hochglanzprodukte inflationär den Buchmarkt, getreu dem Motto: *Runter mit dem Winterspeck!* Weniger Fett oder doch lieber weniger Kohlenhydrate? Auf jede Frage finden sich mindestens drei verschiedene Antworten, die sich widersprechen. Dennoch greifen Ratsuchende nach einem dieser Strohhalme, in der Hoffnung, endlich dauerhaft den angefutterten Pfunden zu Leibe zu rücken. Ein immer wiederkehrendes Ritual mit immer wiederkehrendem Ausgang … Dann gibt es jene essayistisch anmutenden Bücher, die sich lustig und aufgeräumt dem Thema *Dicksein und Abnehmen* (und wieder Dicksein) widmen. Diese Büchlein halten sich über viele Wochen in den Charts der meistgelesenen Bücher – man wundert sich. Komisch kann nur der solche Bücher finden, der moderat übergewichtig ist (oder gar nicht), der sich also mit den Autoren identifizieren kann und keinen wirklichen Leidensdruck empfindet. Wer hingegen 50 Kilo Übergewicht und mehr mit sich durchs Leben schleppt, dem vergeht angesichts des seichten Geplauders über ein ernstes Thema das Lachen.

Bei Dicken laufen simple *Jetzt-musst-du-das-tun-um-jenes-zu-bewirken*-Tipps meist ins Leere. Und das hat manch überraschenden Grund. So sind viele Dicke, die ich kenne, durchaus Rebellen, die sich weigern, nach der Pfeife irgendwelcher Autoritäten zu tanzen; Dicke mögen Vorschriften und Kontrolle ebenso wenig wie Gesetze und Paragrafen. Dicke sind aber auch im selben Maße unvernünftig – sie scheren sich (vermeintlich) in den seltensten Fällen um ihre Gesundheit und die Auswirkungen ihrer Essexzesse; man könnte also auch sagen, Dicke sind als Selbstmörder mit Messer und Gabel unterwegs. Und Dicke sind traurig, enttäuscht, unsicher, fühlen sich minderwertig, brauchen ein Übermaß an Liebe und Zuwendung – und füllen all ihre Defizite mit maßlosem Essen. Und, schließlich: Viele Dicke haben schlicht und einfach ein Suchtproblem.

So ist die Frage, ob all diese Bücher wirklich nutzen, im Grunde überflüssig. Man muss sie zumindest dann verneinen, wenn es um wirklich schwer Übergewichtige geht. Dabei würden nützliche Ratgeber geradezu händeringend gebraucht. Denn die Fettsucht verspricht eine der am weitverbreitetsten Krankheiten in den sogenannten Erstweltländern zu werden. Der Trend hin zu massivem Übergewicht in Europa und den USA spricht eine deutliche Sprache. In Deutschland ist zwischenzeitlich die Hälfte der Bevölkerung übergewichtig, jeder Fünfte ist fettsüchtig. Und noch nie gab es so viele dicke Kinder. Eine makabere Zahl aus den USA mag diesen globalen Trend verdeutlichen: So produzierte ein US-amerikanischer Sarghersteller in den späten 80er-Jahren pro Jahr einen sogenannten *Supersarg* (für die Gewichtsklasse bis 320 Kilogramm!), heute sind es durchschnittlich 54 im Jahr. Tendenz steigend. Auch in Deutschland und England nimmt die Zahl der Übergewichtigen und schwerst Übergewichtigen stetig zu. Und das, obgleich zahlreiche und so unterschiedliche Diätratgeber wie nie zuvor kursieren, obgleich in nahezu allen Frauenzeitschriften Ausgabe für Ausgabe Diäthinweise gegeben werden und obgleich die Weight Watchers®-Filialen (samt fettarmer Produkte) Hochkonjunktur haben. Sie, liebe Leserinnen und Leser, kennen – ebenso wie ich selbst – das Versagen der Diäten am eigenen Leib. Und Sie kennen vielfach auch die Ursachen, ohne dass Ihnen dieses Wissen wirklich weiterhülfe.

Was also läuft hier schief?

Eine Erklärung mag sein: Diätratgeber werden in der Regel geschrieben von Ernährungsexperten, Psychologen, Ärzten und Journalisten. Das Problematische: Nicht an der Expertise dieser Autoren ist zu zweifeln, sondern an ihrer Authentizität. Und zwar deshalb, weil diese Autoren nie (oder nur in Ausnahmefällen) selbst je in einer *wirklich dicken Haut* gesteckt haben. Sie schreiben also von etwas, was sie am eigenen Leib nie erfahren haben. Sie stützen sich auf pure Theorie, und das ist die Crux. Das wäre in etwa so, als wollte ein Buchautor die Besteigung eines Siebentausenders beschreiben – nachdem er die Route lediglich mit dem Finger auf der Landkarte entlanggefahren ist. Schlechte Voraussetzungen also, vor allem, wenn es darum geht, das Leben und Leiden der Dicken zu schildern und – was wichtiger ist – den Weg zum Abnehmen. Und auch die grandiosen Leistungen, zu denen Dicke fähig sind! Ein Punkt, der im Zuge der allgemeinen Diskriminierung von dicken Menschen viel zu kurz kommt. Abzunehmen – vor allem wenn es sich um 20, 30, ja 50 Kilo und mehr handelt – zeugt von unglaublicher Willenskraft, von Disziplin, von Durchhaltevermögen, von Energie. Eben von all dem, was Dicken in der Regel abgesprochen wird. Es wird höchste Zeit, auch darüber zu reden.

Der meiner Meinung nach grundlegende Fehler der meisten Diätratgeber: Man macht den Dicken Druck und Angst – auf ganz unterschiedliche und meist subtile Weise. Mal ist es die moralische Keule, mal ist es die gesundheitliche, mal die geschlechtsspezifische, mal die gesellschaftliche. Mit welchen Folgen? Mit keinen, da Dicke darauf kaum reagieren. So funktioniert nur eines richtig gut: Demotivation. Ein banaler Vergleich: Zwingen Sie ein Kind zum Musikunterricht, wird es nur widerwillig darangehen. Hat es jedoch von sich aus Lust, ein Instrument zu lernen, wird es mit großem Eifer üben – der Erfolg wird somit in jedem Fall wahrscheinlicher.

Was lernen wir daraus für unser weiteres Leben? Wir haben die Wahl: Entweder wir bleiben dick, sind aber glücklich dabei und lassen uns von der Gesellschaft nicht weiter diskriminieren. Keine schlechte Entscheidung – auch wenn sie nicht einfach ist und nicht gerade lebensverlängernd. Das ist freilich eine Wahrheit, die wir alle kennen. Oder aber wir nehmen ab, aber nur, weil wir es für uns, unsere Gesundheit und unsere Eitelkeit tun. Ein vernünftiges und gesundes Maß an Eitelkeit und Egoismus ist nichts Verwerfliches – im Gegenteil! Und weil wir so egoistisch sind, beschreiten wir den zweiten Weg. Wir nehmen ab! Weil wir lange leben wollen. Weil wir das Leben mit all seinen Facetten genießen wollen. Weil wir alles rausholen wollen aus diesem Leben, was wir bekommen können. Weil wir maßlos sind. Bestätigen wir doch endlich das Vorurteil, welches die anderen um uns herum ohnehin von uns haben. Mein Gott, ja, Dicke sind stark. Auch beim Abnehmen. Holen Sie sich, was Ihnen zusteht! Sagen Sie sich am besten jeden Morgen:

Ich will alles!
Ich will Anerkennung und Liebe!
Ich will Erfolg!
Ich will Sex!

Und schauen Sie sich jeden Morgen im Spiegel direkt in die Augen und sagen laut und mit Nachdruck den Satz: *Ich mag mich, so wie ich bin. Bedingungslos.* Auch wenn Sie noch dick sind, auch wenn Sie unter Ihrer Figur leiden. Sich mögen und dick sein schließen sich nicht aus – einer der Irrtümer, in dem viele Dicke gefangen sind.

Sicher fragen Sie nun, was ausgerechnet mich prädestiniert, dieses Buch zu schreiben, denn zufällig bin ich auch Journalistin, zufällig habe ich mich viel mit Ernährung und den psychischen Ursachen und Folgen des Dickseins befasst – siehe also oben … Einen gravierenden Unterschied gibt es allerdings, nämlich den, dass ich 15 Jahre meines Lebens – *die besten,* wie mein gesamtes Umfeld bis heute meint – dick war. Oder, um es deutlicher zu sagen: Ich war fett. So kann man es sicher ohne Übertreibung nennen, wenn man bei einer Größe von 1,70 Metern satte 130 Kilogramm auf die Waage bringt (oder besser: brachte). Heute wiege ich 55 Kilogramm weniger. Etwa 50 Kilogramm davon habe ich innerhalb von eineinhalb Jahren abgenommen. Dieses Buch ist also nicht nur Ratgeber, sondern – vor allem – Erfahrungsbericht. Sie können mich begleiten auf dem langen, oft steinigen, aber lohnenden Weg zum Ziel. Ich möchte keinen Moment mehr zurück in mein dickes Leben. Ich bin heute glücklicher und ausgeglichener denn je, ich bin gesund und munter, habe den Mann meines Lebens gefunden und bin rundum ein anderer Mensch. Ich habe endlich in meine eigentliche Hülle zurückgefunden.

Aber: Ich werde niemals vergessen, wie es war, dick zu sein, wie es sich anfühlt, einen Panzer aus Speck um sich herum als Sicherheitswall zu haben. Und ich weiß, wie die Umwelt mit einem, der dick ist, umgeht. Ich werde (und will) nicht aus meinem Gedächtnis streichen können, was für eine Tortur ein simpler Spaziergang oder ein Stadtbummel bedeuten kann. Wie man sich vor dem Spiegel in der Umkleidekabine der XXL-Größen-Abteilung fühlt. Wie man händeringend nach den richtigen Schuhen sucht, in denen Stehen und Gehen nicht zur Qual wird. Wie es ist, sich als Frau nur noch als Neutrum zu fühlen. Was man alles unternimmt, um endlich schlank zu werden. Welche Hoffnungen und Sehnsüchte man damit verbindet. Wie man sich fühlt, wenn man zum x-ten Mal scheitert. Wie es ist, alle Hoffnungen und – schlimmer noch – den Glauben an sich selbst zu verlieren.

Und damit Sie mich richtig verstehen, sei nochmals betont: Dieses Buch will keinen dicken Menschen überreden, schlank zu werden. Druck erzeugt nur Gegendruck, das Scheitern wäre also vorprogrammiert. Dicke Menschen sind ebenso gut oder schlecht wie schlanke, es gibt keinen Unterschied. Wer meint, Dicke minderwertig oder gar ekelhaft finden zu müssen, beweist nur eines: dass es mit seinen eigenen Selbstwertgefühlen nicht weit her ist. Wenn Sie also für sich entscheiden: *Ich bleibe so, wie ich bin* – ist dies in Ordnung. Es ist allein Ihre Entscheidung, die jeder respektieren sollte. Lesen Sie dennoch dieses Buch. Vielleicht gibt es ja einen Ansatz, der Sie interessiert und motiviert, Ihre Einstellung neu zu überdenken oder gar zu ändern. Wohlgemerkt: aus Ihrem eigenen Antrieb heraus.

Der Hauptgrund abzunehmen war und bleibt für mich die Gesundheit. Mit jedem (zusätzlichen) Kilogramm steigt das Risiko für Typ-2-Diabetes, Gelenkkrankheiten, Bluthochdruck, Herzinfarkt und Schlaganfall. Und: Die Symptome verlaufen schleichend, die Betroffenen merken meist sehr lange nichts von dem, was sich im Hintergrund tut. Und so begibt man sich in den Irrglauben, gesundheitlich sei alles in bester Ordnung – bis eines Tages nichts mehr in Ordnung ist. Zu einem Zeitpunkt, an dem eine Umkehr schon fast zu spät ist.

Es wäre schön, wenn dicke Menschen eines bereits früher verinnerlichen würden: Dicke Menschen sind wertvoll, reich gesegnet mit Talenten und klug – deshalb sollten sie der Mitwelt lange erhalten bleiben. Nur aus diesem Eigennutz nehmen wir ab – sehen Sie die Sache einmal so!

Und glauben Sie mir, auch wenn Sie sich dies heute noch nicht vorstellen können: Wenn die Zeit der großen Metamorphose da ist, wenn die Raupe zum Schmetterling wird, das Entlein zum Schwan – dann fühlen Sie sich, als könnten Sie die Welt aus den Angeln heben. Und Sie tun es dann auch, jeder auf seine Weise. Was ich getan habe, erzähle ich Ihnen später in diesem Buch. In jedem dicken Menschen steckt ein kostbares Juwel, das man zwar auch durch die dicke Hülle schimmern sieht (sofern sich jemand die Mühe gibt, genauer hinzuschauen), doch das Leuchten wird zum Strahlen, in dem Moment, in dem es den Panzer verlässt und ans Tageslicht kommen darf. Und es ist genau dieses

Juwel, das wir hier gemeinsam aus Ihnen herausholen wollen. Die erste Priorität beim Abnehmen muss die Gesundheit sein, das Nebenprodukt wird das strahlende Juwel sein. Beides zusammen wird Sie unschlagbar machen! Spätestens zu diesem Zeitpunkt bekommen Sie all das (fast wie von selbst), was Ihnen zusteht und nach dem Sie sich sehnen: Anerkennung, Bewunderung, Interesse, Erfolg, Liebe – und noch viel mehr. Ein aufregendes Leben wartet auf Sie!

Ich persönlich habe diese Metamorphose hinter mir. Ich weiß, wie es sich anfühlt, wenn Sie wie Phoenix aus der Asche erwachen werden! Auch und ganz besonders dieser Punkt ist es, den ich Ihnen in diesem Buch vermitteln möchte. Es ist nie zu spät, das Ruder des Lebens herumzureißen! Es ist nie zu spät, sämtlichen Diätgurus und verklemmten, da lustfeindlichen Regeln *Adieu* zu sagen, dafür aber eine Umkehr im Leben einzuläuten, die alle Lebensbereiche mit einschließt. Es ist nie zu spät, wieder aktiv am Leben teilzuhaben.

Ganz ohne Ernährungsumstellung geht dies freilich nicht. Und Disziplin braucht man für den Rest des Lebens – doch diese muss nicht starr und rigide, sondern kann spielerisch und flexibel sein. Noch ist leider nicht das Zaubermittel erfunden, das unsere angemästeten Kilos einfach schmelzen lässt. Aber: Ernährungsumstellung ist die eine Seite der Medaille, Bewusstseinsveränderung die andere, die deutlich wichtigere, weil nur sie langfristigen Erfolg versprechen kann. Die meisten Diäten funktionieren deshalb nicht, weil sie sich lediglich auf das blanke Abnehmen fokussieren. Sieht man das Abnehmen mehrschichtig, so braucht es eine Portion Mut für die couragierte Schau nach

Innen, um der Frage auf die Spur zu kommen: Warum bin ich dick, und warum muss ich immerfort so viel essen?

Zum anderen muss man bereit sein, alle bisherigen Gewohnheiten über den Haufen zu werfen. Wer langfristigen Erfolg möchte, sollte sich darauf einstellen, dass nicht nur Kilos schwinden (ab einem gewissen Zeitpunkt wie von selbst), sondern dass das Leben anders, spannender, lebendiger, aktiver wird – und das kann anfangs nicht nur spaßig sein, sondern bedrohlich, neu, fremd wirken. Vor allem dann, wenn die – manchmal neidische – Umwelt nicht so positiv auf Ihre Metamorphose reagiert wie zunächst vermutet. Was Sie jedoch nicht verunsichern muss: Wer dick war, hat gelernt, mit größerer Abneigung zu leben!

Mit einem sollten Sie bereits heute anfangen: Lernen Sie, sich zu lieben und zu akzeptieren – auch in der dicken Phase, in der Sie sich heute vielleicht noch befinden. Und räumen Sie allen Besserwissern und vermeintlich Wohlwollenden (die meist hinter Ihrem Rücken über Ihre Figur lästern) keinen Platz ein! Sie sind Sie, und Sie sind nicht irgendwer, sondern ein ebenso wertvoller und einzigartiger Mensch wie jeder andere. Verinnerlichen Sie dies, denn dies ist der erste Schritt in Ihr anderes, in ein schöneres Leben.

Dass Sie als dicker Mensch bisher – trotz all der Probleme, die das Dicksein mit sich bringt – Ihre Frau oder Ihren Mann gestanden haben und es täglich neu tun, zeigt deutlich, wie stark Sie in Wirklichkeit sind, geistig und körperlich. Genau diese Stärke werden Sie jetzt einsetzen, um Ihre Metamorphose zu schaffen, die hier und heute beginnt.

Die wichtigste Motivation für dieses Buch ist für mich, das Beispiel eines – von mir selbst und allen anderen – als hoffnungslos eingestuften Falles zu beschreiben und zu zeigen, dass eine Umkehr möglich ist. Trotz allem. Und zu jedem Zeitpunkt.

Lassen Sie uns also gemeinsam beginnen!

Sehr herzlich
Ihre Dr. Angelika Schaller

1. Meine Geschichte

Der Anfang vom Ende des Dickseins

Es gibt sie, die Tage, an denen man das Bett am besten nicht verlässt – zumindest wenn man wüsste, was einen erwartet. Der 6. Mai 2001 war so ein Tag. Ich musste beruflich nach Köln, um in meiner Funktion als Chefredakteurin einer Fachzeitschrift in einer Kunstjury mitzuwirken. Keine große Herausforderung, das eigentlich Aufregende war lediglich die Mutter aller Fragen: Was anziehen?! Oder, präziser: Was passte noch? Meine inzwischen erreichten 128 Kilogramm Gewicht – bei 1,70 Metern Größe! – ließen nicht allzu viel Auswahl. Seufzend schob ich also den Kleiderschrank auf: schwarze Röcke, graue Röcke, graue Blazer, schwarze Blazer, das alles in XXXL, bar jeglichen Chics, bar jeglicher Eleganz. Doch was war das?! Ein roter Wollrock mit breitem Gummibund machte in all der düsteren Tristesse vorwitzig auf sich aufmerksam. Also, her damit! Schließlich war Mai, nicht wahr? Draußen sangen die Vögel um die Wette, die Bäume gleißten im typischen Maien-Gelbgrün, die ganze Natur war dabei, aufzublühen – warum also nicht auch ich? Wolle hin, Wolle her. Nachdem ich den Rock übergezogen hatte (es lebe der Gummizug!), den Blazer über dem schwarzen Top geschlossen hatte (ich konnte wegen des starken Schwitzens nur kurzärmelige Tops unter Jacken tragen, außerdem hätte alles andere zu sehr aufgetragen), besah ich mich im Spiegel. Nun ja …

sooo schlecht sah ich doch eigentlich nicht aus, oder? Ein wenig zu klein der Kopf auf dem massigen Körper, na ja. Der Wollrock zog sich ein wenig sehr um die breiten Hüften, und hinten klaffte der Gehschlitz mehr auf, als es sich meine dicken Waden eigentlich erlauben konnten, die Jacke spannte über dem Busen auf unangenehme Weise, aber sonst war doch eigentlich alles in Ordnung, oder? Und überhaupt. Wen interessiert's, dachte ich trotzig, schaut mich ja eh kein Mensch an, und wenn, dann mit diesem ganz bestimmten Blick, der mich klein werden lässt.

Gewandet in den roten Wollrock und die schwarze Jacke verließ ich also das Haus, um zum Flughafen zu fahren. Tiefgarage, Parken, Einchecken, dann – unbeschwert vom Gepäck – noch ein wenig Zeit zum Flanieren. Heiß war mir. Kein Wunder, versuchte ich zu diesem Zeitpunkt doch, meinen fetten Körper hinter einem möglichst dicken Kleiderwall zu verstecken, damit ich, so hoffte ich, so unauffällig wie nur irgend möglich durch die Menschenmenge gehen konnte. Mein größtes Bestreben damals war: Nur nicht auffallen, möglichst unsichtbar sein und bleiben. So war Schwarz (naturgemäß) meine absolute Lieblings(tarn)-farbe. Schlanke Menschen mögen diese Farbe, weil sie ebenso elegant wie distinguiert wirkt, ebenso edel wie festlich, ebenso alltagstauglich wie trendy. Ich trug Trauer, weil ich kaum etwas anderes tragen konnte. Der rote Rock war ein geradezu kühnes Wagnis – schuld war sicher das Frühlingsgefühl, das sogar von mir Besitz ergriffen hatte.

Auch das Gehen war mittlerweile zu einem Problem geworden. Mit 128 Kilo kommt man deutlich schleppender voran als ein Normalgewichtiger. So musste ich, wenn ich einen Zug oder ein Flugzeug erreichen wollte, immer einen ordentlichen Sicherheitspuffer einbauen. Ein Prinzip, das ich bis heute so tief verinnerlicht habe, dass ich es – zur Freude meiner Umwelt – nicht mehr loswerde. Ein schneller Spurt war damals einfach nicht drin, also musste ich dies wettmachen mit Überpünktlichkeit – und die Königin der Pünktlichkeit bin ich bis heute!

An jenem heißen Maitag kam ich nur langsam voran, ich lief schwerfällig in jener Gangart, die ich selbst Kamel-Schaukel-Gang getauft hatte. Und so sah es wirklich aus! Sehr dicke Menschen bewegen sich eher seitwärts-vor-wärts-schaukelnd und mäandernd voran denn zielgerichtet vorwärts, achten Sie einmal darauf. Die vielen hundert Meter, die ich an diesem Tag im Flughafengebäude zurücklegen musste, waren die reinste Qual. Ich fühlte mich in meinem Fettpanzer kaum noch imstande zu atmen, zu gehen, zu stehen, alles wurde zur peinigenden Mühsal. Ich fühlte die abschätzigen Blicke der anderen, die mich trafen. Ich konnte in den Augen lesen, was viele dachten: *Hoffentlich sitzt diese fette Wachtel nicht neben mir!* Ich fühlte mich – wie eigentlich immer in dieser Hoch-Zeit meines Dickendaseins – hässlich, einsam, allein, unglücklich. Und uralt. Das war die Grundstimmung an diesem Tag. Roter Rock hin, Frühlingsgefühle her.

Und dann kam er, der Höhepunkt des Tages. Nachdem ich mich unter den missbilligenden Blicken meiner Mitreisenden auf meinen Sitz gewuchtet hatte, wollte ich den Sitzgurt schließen – und bekam ihn nicht mehr zu! Ich zerrte und zog – nichts ging mehr. Mein XXXL-Format sprengte die Standardnorm des Flugzeugsitzes eindeutig. Was für eine peinliche, demütigende Situation. Sie können sicher nachvollziehen, dass ich nicht die geringste Lust verspürte, gleich im Mittelpunkt der Aufmerksamkeit zu stehen, indem ich um einen Verlängerungsgurt bat … Was also tun? Zum Glück war ich auf einem Deutsche-BA-Flug gebucht – die Stewardessen sind hier ungleich lockerer als bei der mächtigen Konkurrenz. So ging das Täuschungsmanöver, der Gurt sei geschlossen, bis zur Landung gut. Typischerweise war ausgerechnet dieser Flug besonders unruhig, und ich starb tausend Tode vor Angst. Doch auch diese Widrigkeiten meisterte ich mit eiserner Miene, und als ich endlich – schweißgebadet – wieder auf dem Boden der Tatsachen stand, war mir richtiggehend schlecht von den Erlebnissen und ganz besonders von der drastisch erfahrenen Schmach. In diesem Moment war mir klar: Der Speck muss weg – und ganz sicher nicht nur aus dem simplen Grund, dass ich wieder unbesorgt und ohne Ängste vor einem banalen Sitzgurt in einen Flieger steigen wollte.

Das Fett, das war mir in diesem Moment klar geworden, engte mich ein, und zwar in jeder Hinsicht. Das Fett wies mich in Schranken, setzte mir Hindernisse entgegen, war zu einem Gefängnis und Handicap geworden. Das Fett hatte sich verselbstständigt, es hatte sich meiner Handlungsfreiheit und Autonomie bemächtigt – nie spürte ich dies so deutlich wie in jenem Moment. Es war genug. Ich fragte mich lange danach immer wieder: Warum hatte ausgerechnet dieses *erste Mal* in der Reihe so vieler anderer Premieren (das erste Mal nicht mehr in Größe 48 gepasst; das erste Mal nicht mehr imstande, länger als eine Stunde auf den Beinen zu sein; das erste Mal die Oberschenkel beim Gehen blutig gerieben; das erste Mal nicht mehr in den Designersessel im Konferenzraum gepasst und so weiter) den Ausschlag gegeben, ernsthaft über eine Umkehr in meinem Leben nachzudenken? Es gab so zahlreiche, mit dem massiven Übergewicht in Verbindung stehende Premieren, die sich unangenehm in mein Gedächtnis eingebrannt hatten. Warum also hatte dieses Ereignis einen solchen Stellenwert bekommen, warum hatte dieser Moment so etwas wie eine Initialzündung ausgelöst? Ich kann keine exakte Antwort darauf geben, ich weiß nur, dass an jenem Maitag im Jahre 2001 vieles zusammengekommen war. Vielleicht war es der berühmte letzte Tropfen, der das Fass zum Überlaufen gebracht hatte?

Das alles war einfach zu viel gewesen. Noch nie vorgekommen, ein Gefühl der absoluten Niederlage. Und Scham. Wie hatte es nur so weit kommen können? Diese paar Zentimeter Stoff, die fehlten, um den Gurt zu schließen, waren für mich in diesem Augenblick zu einem Symbol für meine gesamte Dicken-Karriere geworden. Was würde als Nächstes passieren? Würde bald jeder Stuhl unter mir zusammenbrechen? Würde ich bald nur noch an Krücken laufen können oder künstliche Gelenke brauchen? Würde ich bald so aussehen wie die extrem Übergewichtigen, die mir in den USA begegnet waren? Wie auch immer: In diesem Moment beschloss ich – noch recht vage im Hinblick auf das Programm –, dass sich etwas ändern musste in meinem Leben. Ich war drauf und dran, mein eigenes Grab zu schaufeln. Und – das eigentlich Wesentliche – mir war all das, was ich gerne und mit großem Erfolg immer wieder ausgeblendet hatte (weil unbequem und deprimierend), plötzlich bewusst: Ich hatte mich in eine selbstverschuldete Behinderung hineingefressen. Und ich litt wie ein Hund, körperlich und seelisch.

Nach der Landung eilte ich bedrückt zu meinem Hotel.

Wie immer hatte ich mich aus dem gesellschaftlichen Rahmenprogramm mit einem Vorwand verabschiedet – so brauchte ich nicht quälende Stunden mit irgendwelchen Leuten in der Öffentlichkeit zu verbringen und konnte stattdessen das tun, was ich zu dieser Zeit am liebsten tat: mit mir allein sein. Und noch etwas tat ich leidenschaftlich zu jener Zeit: Ich ging gerne zum Friseur. Nicht weil ich ständig neue Frisuren ausprobieren wollte, nein, sondern weil ich diese Form der oberflächlichen Zuwendung und Aufmerksamkeit mochte, ja brauchte. Von niemandem sonst bekam ich Streicheleinheiten – warum also nicht vom Friseur oder der Kosmetikerin? Was machte es dabei schon, dass die Verschönerungsaktionen vielfach anders verliefen als erwünscht? Egal! Hauptsache, ich hatte Zuwendung erfahren. Manchmal trieb ich diesen Wahnsinn so weit, dass ich binnen weniger Stunden zwei Mal zum Friseur ging. Waschen und Föhnen – das konnte man in beliebiger Folge tun, so oft man wollte. Die traurige, ja beklemmend-trostlose Aura, die mich während dieser Aktionen umgab, wollte ich nicht wahrnehmen – und wenn doch, so konnte ich damit umgehen. Das Dumme war, dass ich meistens genau *wusste*, warum ich was zu welchem Zeitpunkt tat. Und das noch Dümmere war, dass ich genau das nicht wahrhaben wollte. Und das ganz und gar Hoffnungslose an dieser Situation: Ich hätte auch nichts ändern können, selbst wenn ich die Ursachen für mein Verhalten genau hätte einordnen können. Nicht zu diesem Zeitpunkt.

Wieder zurück in München wollte ich dem gefassten Vorsatz Leben einhauchen, doch noch mangelte es mir an Ideen, was als Nächstes zu tun war. Nichts ist leichter als abzunehmen … denken diejenigen, die es nicht nötig haben. Das ist sogar zutreffend, aber eben nur für all jene, die ein paar Speckröllchen zu viel auf der Hüfte haben und die das Essen nicht als Heilung und Trost für so vieles brauchen.

Rück- und Ausblicke

Zunächst ging mein Alltag einfach weiter, ganz unspektakulär. Ich dachte zwar verstärkt nach über meine Situation und *das Thema,* aber so recht wollte sich noch keine Aufbruchstimmung einstellen. Jedenfalls keine echte. Zum Glück gab es Abwechslung zuhauf – und diese hieß Arbeit. Mein Beruf war mir zu jedem Zeitpunkt meines Lebens extrem wichtig, aber ich merkte doch, als ich mein Höchstgewicht mit mir herumschleppte, dass ich körperlich und psychisch nicht mehr so belastbar war wie früher. Am schlimmsten waren die Montage. Ich hatte an den Wochenenden meist nichts als Frust geschoben. Meine Eltern sind liebe Menschen – aber wer mag schon mit Anfang 40 jeden Sonntag bei seiner Mutter essen?! Das war einfach nur ein Zeichen dafür, dass sich nichts tat in meinem Leben, dass es ganz und gar ereignislos verlief. Von Männern natürlich ganz zu schweigen. Für die war ich eh nur Luft.

So gestimmt trat ich jede neue Woche innerlich geladen an; auszubaden hatten dies meine Kollegen und – leider – auch mein Chef. Energische Mails im Feldwebelton wurden hin- und hergeschickt, niemand hatte was zu lachen – bis es Montagnachmittag wurde und meine Wut langsam verraucht war. Mein Chef gestand mir sehr viel später, dass er anfangs erschrocken bis wütend war über meine schäumenden Montagmails – und schließlich für sich entschieden hatte, mich einfach nur in Ruhe toben zu lassen, bis mir schlicht und einfach die Luft ausgegangen war. Auch eine Strategie, in jedem Fall nervenschonend. Ich versuchte zwar, meinen Montagsfrust nicht allzu sehr an anderen auszutoben, aber das gelang nicht immer gleich gut. Dann konnte es schon mal passieren, dass ich Tuscheln in den Büros mitbekam: *Die Schaller ist heute ja wieder drauf! Zum Würgen! – Ja, sie ist wirklich unerträglich. – Dabei kann doch niemand was dafür, dass sie sich selber nicht ausstehen kann. – Genau. Wer so fett ist, kann sich ja nicht mögen. Aber: Von nichts kommt eben nichts!*

Richtig. Allerdings: Auf den letzten Spruch reagierte ich besonders allergisch. Immer waren es die Schlanken, die einem diesen Satz als Spiegel vorhielten, immer dann, wenn ich gar nicht darauf gefasst war. Auch als ich an besagtem Tag vor der Bürotür stand und unfreiwillig das mithörte, was ich mir ja eh hatte denken können. Ich war vielleicht fett, aber noch lange nicht blöd. Aber stimmte es nicht eigentlich? Von nichts kommt doch wirklich nichts, oder?!

Also: Woher kam mein ganzes Fett? Aus heiterem Himmel ganz gewiss nicht. Es hatte sich über viele Jahre angesammelt und vermehrt, unterbrochen von Phasen der relativen Abnehmerfolge. So hatte ich (wie viele Dicke) eine fulminante Achterbahn des Zu- und Abnehmens hinter mir, mit all den körperlichen und seelischen Folgen, die daraus resultieren. Dabei war dies mitnichten immer so gewesen. Ich gehöre nicht zu jenen, die entschuldigend sagen können: *Ich war immer schon dick!* Nein, ich war das glatte Gegenteil. Einst war ich ein dünnes, ja geradezu mageres Kind, eine schlanke Jugendliche und eine normalgewichtige junge Frau – zumindest bis etwa Mitte 20. Betrachte ich alte Kinderfotos, so sieht mich ein drahtiges Mädchen mit Zöpfen an, ein wenig unsicher, sehr schmal, sehr scheu, nett anzuschauen. Nichts deutete darauf hin, dass dieses zarte Mädchen einmal so gewaltig auseinandergehen würde. Wann also hat es begonnen, das Zunehmen? Wann habe ich es, wann haben andere es wirklich wahrgenommen? Und vor allem, warum habe ich angefangen, so maßlos zu essen, warum habe ich diesen Panzer aus Fett gebraucht, warum musste ich mich bis zur Unkenntlichkeit entstellen, mich künstlich unattraktiv machen? Und – auch eine durchaus legitime und gar nicht bequeme Frage: Wie konnte ich nur so dumm sein, meinem Körper eine derartige Tortur zuzumuten?

Warum, warum, warum – die Fragen tun noch heute weh. Aber noch schmerzhafter ist die Erkenntnis, zu lange gewartet, zu lange gelitten, zu lange mich selbst gehasst zu haben. Was für eine Verschwendung von Lebenszeit – auch wenn ich mir tausend Mal sage, dass dies alles zu meiner persönlichen Biografie gehört, Teil meines Lebens ist, die Schraube nicht mehr zurückzudrehen ist, geschehen ist, was geschehen ist, dass eben das Leben seine Spuren ziemlich deutlich hinterlassen hat. *Es ist, wie es ist,* sagt der Verstand. *Es ist das Drama deines Lebens,* sagt meine Seele. Trotz Schmerz, den ich spüre, sobald ich das Thema tangiere, werde ich meine Geschichte erzählen, denn nur, wer seine Vergangenheit kennt, kann die Gegenwart richtig einordnen und seine Zukunft bestimmen. Wir müssen wissen, wer wir sind, damit wir wissen, wohin die Reise geht. Eine einfache Erkenntnis.

Als ich das erste Mal 128 Kilo auf die Waage bekam, war das wie eine kalte Dusche, mehr noch: ein Schock. Keiner, der mich hätte wirklich überraschen dürfen – und doch tat er es. Nie da gewesener, trauriger, schwerst wiegender Rekord! Fett, hässlich, unbeweglich fühlte ich mich – und war ich objektiv gesehen sicherlich auch. Wie oft hatte ich mich selbst belogen und betrogen, wenn es darum ging, abzunehmen. Wie oft – fast gebetsmühlengleich – immer die neuen, nichtssagenden Vorsätze, die in dem Moment schon Makulatur waren, in dem sie ausgesprochen wurden: *Ab Montag wird streng gefastet. – Ab Montag werde ich Sport treiben. – Nur noch dieses Geburtstagsessen, nur noch dieses Weihnachten/Ostern/Pfingsten, dann werde ich mich wirklich zusammennehmen, dann fange ich an.* Wenn ich diese Sätze heute lese, beschleichen mich immer noch Resignation und Scham – Gefühle, die damals meine täglichen, ständigen, engsten Begleiter waren. Meine verlässlichsten, aber falschen Freunde. Andere aus Fleisch und Blut hatte ich ohnehin nicht mehr allzu viele. Zu viele *ab morgen,* zu viele Kapitulationen, zu hohe Frustration, zu häufige Diät-Achterbahnen. 20 Kilo runter, 30 drauf, zehn Kilo runter, 20 drauf. Und das über viele Jahre – eine Katastrophe für Organismus und Stoffwechsel, aber auch, schlimmer noch – für Selbstachtung und Selbstliebe. Ein jahrelanges brutales Wechselbad der Gefühle zwischen Bangen und Hoffen, zwischen immer neuen Anläufen und immer neuen Niederlagen, zwischen Optimismus und tiefster Resignation, zwischen ohnmächtiger Wut, euphorischen Intermezzi und selbstzerstörerischen Inszenierungen.

Und dann immer wieder dieser verzweifelte, lächerliche Aktionismus. Irgendetwas musste doch getan werden! Ständig war ich von Rastlosigkeit getrieben, hatte das Gefühl, den Pfunden aktiv zu Leibe rücken zu müssen. Also, vier Wochen Heilfasten in Bad Wörishofen: ein voller Erfolg, zunächst … Die Pfunde purzelten, vor allem in Kombination mit der den Stoffwechsel anregenden Kneippkur. Doch schon bald gab es erste Rückfälle, noch während der Kur. Rein in den Supermarkt, fetten Käse und Wurst gekauft und in der diskreten Einsamkeit des Hotelzimmers in mich hineingestopft, was das Zeug hielt. Schnell, ohne Genuss. Füllen, nur Füllen – so lautete die Devise. Füllen gegen die Leere. Füllen gegen die Angst. Füllen gegen die Lieblosigkeit und Kälte. Damals waren es Einsamkeit und Angst vor so vielem, vor dem Leben, vor dem Tod, vor allem und jedem. Primär aber war das Essen ein Instrument, das half, meine Gefühle zu kontrollieren und – wenn es sein musste – sie zu eliminieren. Ich war nicht länger neugierig auf mein Innenleben und meine Lebendigkeit. Nichts konnte mich wirklich erreichen, mein Panzer machte mich für mich selbst und jedermann außerhalb meiner Fettsphäre unerreichbar. Diejenigen, die in dieser Zeit glaubten, mir nahe zu sein, irrten.

In drei Monaten waren die teuer runtergefasteten Kilos wieder drauf, mehr denn je sogar, nichts war zu machen. Unermüdlich neue Anläufe: Wellness-Hotels zum Abspecken, Hotels mit vegetarischer Kost, Hotels mit diesem und jenem Spezialangebot; Heilfasten, Ayurveda, Schlank-Mental-Training undsoweiterundsofort. Es gab vermutlich nichts, was ich nicht ausprobiert hatte. Außer dass mich diese Art des Urlaubens und sinnlosen Experimentierens viel Geld gekostet hatte, waren die Versuche nichts weiter als blinde Flucht, die mich – wie praktisch! – davor bewahrte, den Grund der Probleme zu erforschen. So konnte ich mich betäuben mit 1000-Kalorien-Menüs, Schwimmen, Saunen, Kosmetik, Anti-Cellulite-Wickeln und was-weiß-denn-ich-sonst-noch für Zuwendungen, die zwar der äußersten Schicht meiner Seele guttaten, aber nichts am eigentlichen Problem änderten.

Zu Hause dann die Fortsetzung der absurden Bestrebungen: verzweifelte Versuche, mit Schwimmen und teuren Fitness-Club-Mitgliedschaften (die Jahreskarten vergilbten in schöner Regelmäßigkeit im Portemonnaie) den Pfunden zu Leibe zu rücken. Wie oft folgten den unvermeidlichen Rückschlägen tiefste Phasen des Selbsthasses und der heftigsten Attacken von Verzweiflung, als Folge wiederum die schlimmsten Fressanfälle, die sich ein Mensch nur denken kann … hemmungsloses, maßloses Schlingen bis zur Übelkeit. Wie oft … Was sollte mir Mut machen, mit diesem Wahnsinn aufzuhören, mit diesem Selbstmord auf Raten mit Messer und Gabel?! Was (oder auch: wer) sollte jemandem wie mir Hilfe, Motivation und Unterstützung sein, die ich doch alles versucht hatte, immer und immer wieder?

Und doch, eines Tages musste und durfte ich ihn erleben, den Tag der Wiedergeburt, den wirklichen Beginn in ein anderes, neues, besseres Leben. Dieser Tag war der Tag, an dem ich hätte sterben können, wenn ich nicht so viel Glück gehabt hätte. Ich werde später davon berichten. Dieser Tag, der 8. Juli 2001, ist der Tag, an dem der *Point-of-no-return* erreicht war. Danach wurde alles anders, alles besser.

Nachdem ich mit meinem System, das ich später beschreiben werde, abgenommen hatte, habe ich mir vor allem zwei Vorsätze vorgenommen, die ich bis heute einhalte:

- Ich werde niemals wieder eine Crash-Diät machen, denn Diäten sind die Fettproduzierer Nummer 1; sie programmieren den Körper nicht auf Abnehmen, sondern auf das Gegenteil – auf eine immer noch größere (und schnellere) Gewichtszunahme.
- Und: Ich werde mir nicht vormachen, dass man mit dem Ablegen des Fettpanzers ein komplett anderer Mensch wird. Sicher: Vieles hat sich in wunderbarer und schöner Weise geändert in meinem Leben, das ist wohl wahr, aber ich bin deswegen keine Prinzessin geworden und im Kern immer noch dieselbe, die ich immer war. Man sollte nicht den Fehler begehen zu glauben, dass sich mit dem Schmelzen des Fettpanzers auch sämtliche andere Probleme in nichts auflösen. Das wäre eine irrationale, ja kindliche Vorstellung. Denn jeder Mensch ist, wie er ist – dick oder dünn. Bleibt, wie er ist, mit all den komplizierten Widersprüchen, mit all den ungelösten Rätseln seiner Existenz, mit all dem Erbe der Vergangenheit, mit allen Träumen und Sehnsüchten, kurz, mit allem, was sein unverwechselbares, wertvolles Ich ausmacht.

Dies ändern zu wollen wäre kein erstrebenswertes Ziel, im Gegenteil. Erreicht werden soll das, was ich bereits anfangs angesprochen habe: dass innere und äußere Persönlichkeit endlich neu erstrahlen dürfen. Ohne dass die Fettmassen den Blick verstellen. Eine Persönlichkeit herauszuschälen, frei von Maske und Camouflage – darum geht es.

Wie alles begann

Alles, was ein Ende hat, hat auch einen Anfang. Irgendwann beginnt ein Prozess, zögernd erst, dann sich beschleunigend, und am Ende ist er nicht mehr zu stoppen. Mein Dickwerden war ein langsamer, aber stetiger und beharrlicher Prozess – oft begleitet von privaten Niederlagen und komplizierten Vorgängen in mir selbst.

Wann genau und wie die Essstörungen bei mir anfingen, kann ich heute nicht mehr mit Gewissheit sagen. Ich weiß nur, dass alles unauffällig begann – wie viele Katastrophen –, und zwar mit dem anderen Extrem, der Nahrungsverweigerung. Als Teenager war ich sehr schlank und litt ständig unter der Wahnvorstellung, ich sei zu dick. So bestand meine damalige tägliche Essensration in der Regel aus einer einzigen Scheibe Knäckebrot (belegt mit ein wenig Wurst), einem Joghurt oder einem Apfel, das war's. Ich war sehr schlank und hatte Panik, dass sich dies ändern könnte. Ständig geisterte das Thema *Essen* in meinem Kopf herum, es war immerzu präsent. Weil ich Hunger hatte und weil ich mich schuldig fühlte, wenn ich dann doch etwas aß (und war es noch so wenig). Ich war zu dieser Zeit niemals richtig *zu Hause* in meinem Körper. Ich fühlte mich immer zu dick – auch als ich zeitweise so dünn war, dass ich Kleidung lediglich in Kinderabteilungen fand.

Ich erinnere mich an eine kleine Episode, die mir damals – ich war etwa 18 Jahre alt – sehr unter die Haut ging. Ich hatte Kleidergröße 38 und trug an diesem Tag eine enge, dunkelgrüne Hose. Ich musste im Auftrag meiner Mutter in den nah gelegenen Supermarkt gehen, um einige Dinge zu besorgen. Auf dem Rückweg ging ein Mann hinter mir, der laut sagte: *Ein Arsch wie ein Brauereigaul.* Das saß! Diese unbedachte Äußerung eines Unbekannten hat sich bis heute in mein Gehirn eingebrannt – wobei es natürlich symptomatisch war, dass mich Worte aus dem Mund eines Niemand derart aus dem Gleichgewicht bringen konnten. Zum einen trafen sie eben einen wunden Punkt, zum anderen brachten sie mein ohnehin kaum ausgebildetes Selbstbewusstsein augenblicklich ins Wanken.

Zu dieser Zeit war ich passionierte Reiterin. Der Besitzer des Reitstalls, den meine Schwester und ich damals aufsuchten, machte ähnliche Bemerkungen. *Na, hoffentlich bricht der Gaul nicht unter dir zusammen!* Ich trug Kleidergröße 38! Wer hatte eigentlich die Bewusstseinsstörungen? Ich oder die anderen? Warum musste ich, die ohnehin fast nichts mehr aß, ständig solche Äußerungen hören? Es war deprimierend. Offenbar war meine Umwelt der einhelligen Meinung, dass ich definitiv zu dick sei. Und so kasteite ich mich weiter, so gut es eben ging – die Wahrnehmung von mir selbst löste sich dabei mehr und mehr im Nichts auf. Ich hätte zuletzt nicht mehr sagen können, ob ich dick oder dünn war. Ich wusste nur eines: Ich konnte nicht genügen, nicht als Teenager, nicht als junge Frau, nicht als Persönlichkeit, nicht als Partnerin, nicht als Geliebte, nicht in meiner Gesamtheit als Mensch. Ich hatte in diesen Tagen eigentlich nur ein einziges, alles dominierendes Gefühl: Ich war und blieb eine Versagerin, ein Nichts, eine Niete. Heute weiß ich, dass dieses mangelnde Selbstwertgefühl eine der Ursache der Essstörung war.

Dann kam der Todestag meiner Großmutter, ich war gerade 18 Jahre alt. Zu meiner Großmutter hatte ich ein inniges Verhältnis. Nahezu jede Ferien durfte ich bei ihr sein, und es gab dort auf dem Lande alles, was mein Herz begehrte: Platz, Freiheit, Tiere – und vor allem Liebe und Verwöhntwerden. Ich schlief im Bett meiner Großmutter und werde niemals den Duft vergessen, der im Schlafzimmer vorherrschte. Ein Duft nach Pfefferminzbonbons, Franzbranntwein und Anisplätzchen. Noch heute kann ich nicht an Minzkugeln vorbeigehen, ohne an meine Oma zu denken. Vor dem Schlafen wurde ich gesegnet und mit Weihwasser besprengt. Danach unterhielten wir uns noch im Dunkeln über alles Mögliche, bis wir irgendwann einschliefen. Nichts konnte mir hier geschehen, ich war sicher, in Wärme und Liebe gehüllt.

An jenen Tag, als die Todesnachricht kam, erinnere ich mich sehr genau. Meine Mutter teilte mir unter Tränen den plötzlichen Tod meiner Oma mir (sie starb an Herzversagen). Ich fuhr postwendend zu meinem damaligen Freund, völlig aufgelöst und in der Hoffnung, Trost zu finden. Doch dieser reagierte merkwürdig distanziert und meinte, ich tue mir doch nur selbst leid und ich solle nicht so ein Drama um derlei Vorgänge machen. Alte Menschen sterben eben, das sei die natürlichste Sache der Welt. Ich sehe mich noch heute, wie versteinert ich dastand und nichts mehr einordnen konnte. Ich wollte doch nur in den Arm genommen und getröstet werden, mehr nicht. Und dann diese kühle Abfuhr, unverständlich, verletzend, demütigend. Mir war es übrigens unmöglich, an der Beisetzung meiner Großmutter teilzunehmen. Nach außen hin entschuldigte man mein Fehlen mit dem Argument, ich müsse für die Schule lernen, doch die Wahrheit war, dass ich die Beerdigung schlicht und einfach nicht durchgestanden hätte. Ich wäre entweder davongelaufen oder zusammengebrochen – ein wichtiger Pfeiler meiner Kindheit war aus meinem Leben verschwunden, und mit diesem Verlust kam ich nur schwer zurecht.

Wie ich überhaupt mit Verlust nur sehr unzureichend umgehen konnte. Als junge Frau wollte ich zum Beispiel nie Kinder bekommen. Die Angst, diese aus irgendeinem Grund zu verlieren, war so quälend, dass ich gar nicht erst an eine solche Möglichkeit dachte. Das Gleiche galt für Beziehungen, später, als ich reichlich Enttäuschungen hinter mir hatte. Lieber keine Beziehung, als wieder einen geliebten Menschen verlieren – so lautete meine Devise, die sich zunehmend verdichtete. Dass ich mich mit dieser Einstellung um wichtige Lebenserfahrungen brachte, hätte ich damals nicht verstanden. Es wäre mir aber auch einerlei gewesen in meinem autistischen Dicken-Panzer, der mich einhüllte in Einsamkeit und Angst. Ich hatte mich zwischenzeitlich ganz in meine eigene Welt zurückgezogen (äußerlich wie innerlich), in die andere keinen wirklichen Zutritt mehr hatten.

Nach dem Tod meiner Großmutter aß ich zunächst noch weniger, dann allerdings beobachtete ich merkwürdige Essverhaltensweisen. Am schönsten waren für mich die Sonntagnachmittage, die ich mit meinem Freund im Bett verbrachte. Und nicht, weil wir Sex hatten, sondern weil wir dort Eis aßen. Erst eine Großpackung (sprich: ein Kilo) für uns zwei, dann eine Großpackung für jeden von uns. Es dauerte nicht lange und ich bekam einen neuen Kosenamen verpasst: Prallinchen … Als ich meinen Freund, der inzwischen auch reichlich Speck angesetzt hatte, schließlich wegen eines anderen Mannes verließ – ich war 22 Jahre –, blieben keine Gefühle für ihn zurück außer Mitleid.

Und ich schlitterte hinein in eine weitere, katastrophale Beziehung mit einem deutlich älteren, krankhaft eifersüchtigen Mann, der mir erneut einen hübschen Kosenamen gab: *Dickerchen.* Ich trug damals Kleidergröße 40/42. Während dieser überaus anstrengenden, ja zerstörerischen Beziehung begann sich mein Essverhalten dramatisch zu verändern. In Anwesenheit anderer aß ich kaum etwas, sperrte mich aber oft in meinem Zimmer ein, um schnell und unkontrolliert große Mengen zu verschlingen. Als ich mich nach vier Jahren von diesem Mann trennte, wog ich 84 Kilo und war bereits auf dem Weg nach oben. Danach lebte eine alte Jugendliebe wieder auf, in der ich zunächst sehr glücklich war. Dadurch nahm ich wieder ab (bis auf 77 Kilo) – um dann, nach dem Aus der Beziehung, so richtig anzufangen zu fressen. Ich war Anfang 30, und die Dämme waren endgültig gebrochen. Fatal war auch, dass ich mit Anfang 33 einen Mann kennenlernte, den man durchaus als gemäßigten Fettfetischisten bezeichnen kann und dem ich gar nicht dick genug hätte sein können. Für eine Esssüchtige so ziemlich das Schlimmste, was ihr zustoßen kann.

Mein privates Leben war also eine Pleite. Beruflich ging es besser, aber auch hier übernahm das Essen allmählich einen immer bedeutenderen Part. So wurde jede berufliche Höchstleistung prinzipiell mit Essen kompensiert. Stress, Unglück, Kummer, Einsamkeit, Langeweile – immer gab das Essen die richtige Antwort. Kein Mensch konnte sich mein Gewicht erklären, denn in der Öffentlichkeit aß ich wie ein Spatz. Niemand hat mich je in einem Restaurant oder bei einer privaten Einladung richtig reinhauen sehen; ich aß moderat, eher weniger als die anderen. Das eigentliche und (für mich) reale Essen fand nur in meinen eigenen vier Wänden statt. Privatissimum. So war es verständlich, dass jeder, der mich näher kannte, gelegentlich staunend nachhakte: *Wie kommst du eigentlich zu dem Gewicht? Du isst doch kaum etwas.* Ja, tagsüber. Aber abends … da kam der Wolf – so nannte ich diese maßlose Gier, die sich über mich warf wie ein wildes Tier. Eine passende Metapher … dabei, das weiß ich heute, war dieser Wolf ein Teil von mir und stand nicht etwa außerhalb meiner Person. Der Wolf lauerte in mir, immer auf dem Sprung, immer wach, immer bereit.

Oft kündigte sich das Knurren des gierigen Raubtiers schon am frühen Morgen an – oder mittags, urplötzlich. Dann wusste ich: Der Tag war gelaufen. Ich konnte dann nur noch ans Essen denken, immerzu, immerfort, zwanghaft. Was folgte, war immer dasselbe Ritual: Ich brach aus irgendeinem Vorwand früher aus der Redaktion auf, fuhr an einem Supermarkt vorbei, um mich schnell mit allem einzudecken, was mein Gemüt brauchte. Und das waren nie süße Lebensmittel, sondern ausschließlich fette. An einem solchen Abend, der sich mehrfach in der Woche wiederholen konnte, sah dann die Bilanz pro Fressattacke in etwa so aus: fünf Semmeln, dick belegt mit Butter und fetter Wurst, eine Pizza und irgendwelche Pasta (schnell vom Pizzadienst angeliefert, da ich weder kochen noch warten wollte) und – wenn das nicht reichte – hatte ich vorher auf dem Heimweg bei McDonalds haltgemacht, um mir verschiedene Burger und Pommes Frites mitzunehmen. An einem solchen Abend kamen gut und gerne mehrere 1000 Kalorien zusammen. Das Verhängnisvolle war: Geduld und Leidensvermögen meines Verdauungstrakts waren so unglaublich, dass ich trotz dieser Berge im Magen noch prächtig schlafen konnte. Nur das Aufwachen war entsetzlich. Das elende Körpergefühl war noch das Geringste. Niederschmetternd war die psychische Situation: Die Gefühle *danach* trafen mich jedes Mal wie ein Keulenschlag. Ich fühlte mich hässlich, schlecht und schuldig – wie das mieseste Stück Dreck auf der gesamten Welt. Manchmal gelang es mir auch, den ganzen Mist wieder auszukotzen, aber eben nur manchmal. Meistens behielt ich alles für mich. Was ich einmal in mir hatte, gab ich nur ungern wieder her. Ich hatte ja zu dieser Zeit nicht viel, was mir wirklich gehörte und was ich nach Belieben behalten durfte. Das Essen gehörte zu diesen wenigen Dingen.

Beruflich ging es mir im Grunde immer gut, und ich hatte – trotz meines Aussehens und des Übergewichts – viel erreicht. Ich war in der Hoch-Zeit meiner Fettleibigkeit im Jahr 2001 44 Jahre alt, Redaktionsdirektorin in einem Münchner Verlag für Fachzeitschriften – und dick seit mehr als 15 Jahren. Einst war ich ein schlankes hübsches Mädchen, begehrt, aber niemals das, was man gemeinhin unter lebenslustig versteht. Mitte 20 fing ich dann an, mollig zu werden – die Konfektionsgröße wanderte langsam (und zumeist unauffällig) von 38 auf 40, von 40 auf 42. Anfang 30 begann ich dann, sämtliche Muster einer Essstörung auszuformen. Auslöser waren damals vermutlich meine unglücklichen Männeraffären. Die Wurzeln für mein pathologisches Essverhalten trage ich freilich in mir; sie sind mir – wenn ich es überspitzt ausdrücken sollte – in die Wiege gelegt worden. Ich habe zwei – vor meiner Familie und den meisten Freunden geheim gehaltene – Psychotherapien hinter mir, die meine Esssucht auf folgende Ursachen zurückführen: früher Vertrauensverlust zu engsten Bezugspersonen; daraus resultierendes, stark ausgeprägtes Minderwertigkeitsgefühl bei gleichzeitig übersteigerter Leistungsanforderung an sich selbst. Und noch manches, über das ich in der Öffentlichkeit nicht sprechen möchte, das aber sicher traumatische Spuren hinterlassen hat.

Ich wusste also über die Ursachen meiner Sucht recht gut Bescheid, doch ist es ein überaus großer Unterschied, Ursachen zu kennen und das Verhalten umzustellen sowie praktikable Lösungen zu finden. Das Fatale an der Esssucht ist ja, dass das auslösende Suchtmittel immer und überall gegenwärtig ist – und man essen muss, um am Leben zu bleiben und um zu funktionieren. Ich wusste sehr genau, warum ich in einer Situation X essen musste, so viel, dass selbst die Hungrigste satt wurde. Ich kompensierte meine Gefühle und Ängste mit dem Essen, ich hatte mir einen monströsen Schutzpanzer angefressen, der mein ganzes Ich einhüllte und verdeckte, weil es nicht mehr gesehen werden wollte, da es nur allzu oft verletzt worden war. Doch am Ende spürte ich ganz allmählich, wie das lang verschüttete Ich wieder ans Licht wollte, wie es sich von innen gegen den dicken Panzer stemmte. Und genau dieser Moment ist es, den man wahrnehmen und nutzen muss. Schwierig, ich weiß, aber möglich. Man muss allerdings lernen, wieder aufmerksamer in sich hineinzuhorchen und Signale nicht nur wahrzunehmen, sondern sie auch zu deuten und sich mit ihnen aktiv auseinanderzusetzen. Mit anderen Worten: Man muss wieder anfangen, sich ernst zu nehmen und bereit sein, liebevoller und offener mit sich umzugehen.

Nach den Erkenntnissen der beiden Therapien, die ich

mit wechselnden Ergebnissen durchlaufen hatte, konnte ich gegenüber dem Problem des massiven Übergewichts zwei Positionen einnehmen: entweder mich ununterbrochen mit dem Vergangenen auseinanderzusetzen und Schuldige finden oder aber pragmatisch zu denken – und genau das hatte ich vor – und mir eines Tages zu sagen: *Was soll's? Ich bin erwachsen und kann nicht ständig meine Eltern, mein Umfeld, meine Lehrer, meine Liebhaber oder wen auch immer verantwortlich machen für mein Problem. Es ist, wie es ist. Vergangenes lässt sich nicht mehr ändern. Akzeptiere die Situation und versuche, sie so gut wie möglich zu handhaben oder zu verändern.*

Pragmatismus, das ist es, worauf ich hinauswill. Die Psychotherapeuten, mit denen ich damals zu tun hatte, waren zwar bemüht, mein Problem gemeinsam mit mir zu lösen, aber sie fanden nicht wirklich den Zugang zu mir. Mit dem ersten Therapeuten kam ich menschlich nicht zurecht und brach die Therapie nach kurzer Zeit ab. Zeit- und Geldverschwendung. Die zweite Therapeutin war immerhin lange Jahre in einer einschlägigen Klinik für Essstörungen gewesen und somit ausgewiesene Expertin für mein Problem. Die Therapie mit ihr dauerte zwar fast zwei Jahre, aber sie brachte – unterm Strich – ebenso wenig den erhofften Erfolg (also eine langsame und dauerhafte Gewichtsabnahme) wie die erste. Zur großen Frustration der Therapeutin brach ich auch diese Therapie schließlich ab, da – nach meiner Auffassung – alles gesagt war, was gesagt werden musste, und ich keinerlei Fortschritte mehr erkennen konnte. Die Sitzungen verliefen schließlich so, dass wir eine Dreiviertelstunde lang über Banalitäten wie das Wetter oder berufliche Dinge redeten – und ich die *eigentlichen*

Themen vermied, weil ich keinen Sinn mehr darin sah, alles und jedes zu zerreden. Das war mir für meine Zeit einfach zu wenig.

Natürlich haben mir diese Gespräche teilweise geholfen: Ich konnte mich aussprechen, ich musste nichts vorspielen, ich durfte die sein, die ich wirklich war. Eine Dreiviertelstunde lang – dann sah die Therapeutin auf die Uhr, und vorbei war die Sitzung. Und zwar ohne Ausnahme. Ich kann mich noch gut daran erinnern, dass ich einmal in sehr schlechter Verfassung war und darum bat, noch weitere zehn Minuten anhängen zu dürfen. Die Antwort war ein hartes *Nein*, da ich lernen müsse, mit Frustrationen zu leben ... Mit demselben Argument brach ich meine Therapie ab – und musste erstaunt (und auch ein wenig schadenfroh, das gebe ich gerne zu) erkennen, dass auch Therapeuten mit Frustrationen alles andere als souverän umgehen können. Wenn zwei dasselbe tun, ist es eben lange noch nicht das Gleiche.

Ein nicht unerhebliches Defizit dieser Therapie war nach meiner Meinung: Mir saß eine schlanke, gut aussehende junge Frau gegenüber. Die Theorie beherrschte sie zweifellos aus dem Effeff, und ich habe auch niemals an ihrer fachlichen Kompetenz gezweifelt. Und dennoch fehlte ihr etwas Entscheidendes: Sie war nicht in der Lage, sich in der Welt einer Dicken zurechtzufinden, geschweige denn, sich wirklich hineinzudenken. Wie denn auch? Immer wenn ich von ihr den Satz hörte »Ich kann Sie so gut verstehen« oder »Wie ich das nachvollziehen kann!«, dachte ich: »Nichts kannst du, gar nichts!« Und merkte, wie ich langsam angespannter und aggressiver wurde. Wir lebten in einer unterschiedlichen Welt, wir sprachen nicht dieselbe Sprache.

In meinen eigenen Beratungen stelle ich immer wieder fest, wie wertvoll das Wissen und die eigene Erfahrung mit der Dicken-Welt ist – es macht vieles leichter und die Kommunikation unkomplizierter. Schließlich weiß ich, wovon eine Klientin spricht. Und damit keine Missverständnisse entstehen: Ich kann und will keine Therapeutin im Sinne der Psychotherapie sein, ich kann und will keine Heilbehandlung im klassischen Sinne bieten – dafür gibt es gut ausgebildete Fachleute. Was ich aber tun kann, ist zuhören, mich hineindenken, pragmatischen Rat anbieten, eine sinnvolle, individuell zugeschnittene Strategie entwickeln und diese gemeinsam mir dem Betroffenen zum Erfolg führen. Mit viel Geduld, mit viel Einfühlungsvermögen und mit viel Engagement.

Ich war sehr lange sehr dick, ich habe alles versucht, um abzunehmen, ich habe tausend Mal Schiffbruch erlitten – und ich habe am Ende gesiegt. Aus eigener Kraft, mit eigener Energie und mit Hilfe einer Menge Überlebenstricks, die mir meinen Weg erleichterten. Ich finde, das ist Expertise genug. Selbstverständlich unterscheide ich zu Beginn eines Gesprächs sehr schnell: Wer braucht welche Hilfe? Wer schwere seelische oder körperliche Störungen hat, muss sich unverzüglich in psychotherapeutische oder ärztliche Hände begeben. Die Mehrheit der übergewichtigen Menschen braucht aber etwas ganz anderes: wirkliches Verständnis einer Seelenverwandten, gepaart mit Wissen über alle theoretischen Fragen rund um das Abnehmen und der psychischen Mechanismen sowie Vorschläge zu wirklich umsetzbaren, langfristig erfolgreichen Lösungen. Oftmals fehlen dicken Menschen aber auch einfach nur Sparringspartner, mit denen sie reden und sich austauschen können. Von denen sie sich vor allem verstanden fühlen und denen sie nichts vorspielen müssen.

Eines steht fest – und ich sage dies keineswegs leichtfertig: Nicht die Therapeuten haben mein Problem gelöst, sondern ich selbst. Die Therapeuten waren nicht einmal imstande, mir Wege und Richtungen aufzuzeigen – von nützlichen Strategien und umsetzbaren Konzepten ganz zu schweigen. Alles was ich bekam, war Zeit, Zuwendung und Gespräche. Zu Beginn war dies sicherlich hilfreich; auch der Rückblick in meine Kindheit war unter dem einen oder anderen Aspekt erhellend, doch zum Kern meines Problems ist niemand vorgestoßen. Ich mache dies auch nicht zum Vorwurf – vielleicht hatte ich sogar eine Teilschuld am Misslingen. Das schlimmste Element der Therapie war für mich nämlich die Durchschaubarkeit. Wer je über eine längere Zeit eine Psychotherapie durchlaufen hat, weiß, dass die Methoden angreifbar sind. Ein intelligenter Mensch lernt sehr schnell die spezifische Sprache der Psychotherapie und ihre verhältnismäßig einfachen Methoden zu deuten. Das Ergebnis ist, dass man sich rasch langweilt und im Grunde die Sache nicht mehr allzu ernst nimmt. Das ist dann meist der Anfang vom Ende. Bei mir sah dies so aus: Eine Frage, in einer bestimmten Art und Weise gestellt, machte mir klar, wohin die Therapeutin wollte und was sie von mir erwartete. Entsprechend antwortete ich oder, wenn mir gerade der Sinn danach stand, erfand rasch ein Spiel, um zu sehen, inwieweit ich die Regeln bereits verstanden hatte. Bald fand ich die Sitzungen nur noch öde und langweilig – und damit war das Ende eingeläutet. Nachdem der erste Leidensdruck gewichen war, nachdem sich der Therapiealltag eingestellt hatte und

Motivation sowie Neugierde in mir verebbt waren, wurden die Stunden eindeutig ineffektiv.

Strategien und Lösungskonzepte habe ich mir mit der Zeit selbst zurechtgelegt. Ich kannte weitgehend die Ursachen für meine Probleme – doch dieses Wissen half mir nur bedingt weiter. Was mir wirklich weiterhalf, werden Sie später erfahren. An einem bestimmten Punkt begann sich das vermeintlich grenzenlose Chaos um mich herum zu lichten – und ich wusste plötzlich, was zu tun war. Ich bin froh, dass ich über das verfüge, was man allgemein (und manchmal ein wenig geringschätzig) als gesunden Menschenverstand bezeichnet. Ich hatte es satt, dieses unergiebige Stochern in der Vergangenheit, das nichts besser machte. Ich war es leid, das Spekulieren über das, was war, und das, was hätte sein können. Ich hatte es satt, das Theoretisieren über alles und nichts. Ich sah, dass mir das alles keinen Schritt weiterhalf. Kurzum: In meinem Fall war therapeutisch alles ausgereizt. Nichts ging mehr. Wieder war ein gut gemeinter Versuch gescheitert. Wieder war ich so schlau wie vorher.

Als ich dann schließlich so dick war, dass ich den Gurt im Flugzeug nicht mehr zubekam, fasste ich neue Vorsätze – auch wenn die Anfänge (siehe oben) holprig verliefen. Ich nahm mir also vor, zunächst Wissen zu sammeln. Wissen über die physiologischen Abläufe meines (dicken) Körpers, über Ernährung, über Bewegung, über Erfolg versprechende Diätprogramme, über das Vermeiden des Jo-Jo-Effekts, über Methoden, die einen langfristigen Erfolg in Aussicht stellen. Alles andere interessierte mich nicht mehr: nicht die Kartoffeldiät, nicht die Atkins-Diät, ebenso wenig die *Fünf-Pfund-in-fünf-Tagen-Blitzdiät*, keine der zahlreichen Wundermittelchen, keine homöopathischen Sensationsspritzen – das alles war passé. All diese tausend Mal versuchten Crash-Diäten hatten mich lediglich dahin gebracht, wo ich jetzt stand: bei knapp 130 Kilo! Wir alle kennen das Prinzip des Jo-Jo-Effekts und blenden diese Realität doch immer wieder erfolgreich aus. Essen wir zu einseitig und zu wenig, schaltet der Körper auf das früher einmal sinnvolle Notprogramm um und fährt den Grundumsatz herab. Der Stoffwechsel wird langsamer, denn archaische Programme in uns simulieren Hungerzeiten. Fangen wir nach einer solchen Hungersnot, die wir Diät nennen, wieder normal an zu essen, traut der Körper dem Frieden nicht und lässt den Grundumsatz auf dem niedrigen Niveau, um Reserven für die nächste Hungerperiode so effizient wie möglich anzulegen. Als Speck auf unseren Hüften, Schenkeln und Bäuchen. Es ist alles so einfach … und es werden ganze Bibliotheken über diese Zusammenhänge geschrieben. Und nichts ändert sich. Wie auch immer. Ich war willens, etwas in meinem Leben zu verändern, und war nun ausschließlich auf der Suche nach einem langfristigen, sinnvollen Programm, das genau zu meinem Problem passte.

Ein Schock mit Folgen

Jetzt musste etwas geschehen. Und zwar sofort! Es galt, keine Zeit mehr zu verlieren. Außerdem hatte meine Leidensfähigkeit ihren Gipfel erreicht. Ich war imstande, viel auszuhalten, aber ich spürte: Mehr ging nicht.

Ich fing also mit der Sammlung von Informationen an. Wie das geht, weiß ich als Journalistin ja ziemlich genau; Recherchen gehören zum beruflichen Alltag. Ich hatte von einem Abnehmprogramm gehört, das unter ärztlicher Aufsicht laufen sollte und zu dem man sich nur anmelden konnte, wenn man stark übergewichtig war. Ich informierte mich nochmals eingehend und verabredete zunächst mit dem Leiter dieses Programms einen Termin. Die vorausgehende Untersuchung ergab ein mehr als bedenkliches Ergebnis: Ich war körperlich ein Wrack! Meine Leberwerte waren die eines Quartalsäufers, die Cholesterin- und Blutdruckwerte in schwindelerregenden Höhen, die Gesamtkonstitution war die einer alten Frau. So sahen die Fakten aus. Ich war schockiert, auch wenn ich nicht wirklich etwas anderes hatte erwarten können. Aber wenn man die Ergebnisse schwarz auf weiß sieht, wenn man in das ernste Gesicht des Arztes blickt, weiß man: Es ist so – und davor kann man die Augen nicht verschließen. Ich werde später berichten, wie mich der erhobene Zeigefinger der Ärzte oft nervte, aber dieses Mal war die Situation eine andere. Ich war – endlich – beim richtigen Arzt und an der richtigen Stelle gelandet, bei Experten für stark Übergewichtige, die sich den Kampf dagegen auf die Fahnen geschrieben hatten.

Der Projektleiter empfahl mir dringend, am Programm teilzunehmen – ebenso an der Informationsveranstaltung, die im Juni 2001 stattfinden sollte. Ich versprach beides, fast euphorisch. Der Start des nächsten Programms war dann für den Herbst geplant. Eine viel zu lange Zeit – ich war motiviert, der Wille zur Veränderung war da, ich wollte abnehmen, jetzt, und ich beschloss, die Zeit bis zum Programmbeginn sinnvoll zu nutzen, indem ich bis dahin bereits ein wenig Gewicht verlieren und meine körperliche Leistungsfähigkeit moderat steigern wollte.

Gedacht, getan. Ich begann – durch meinen Entschluss, an diesem Programm teilzunehmen, beflügelt –, meine Lebensumstände zu ändern. Ich kaufte nur noch fettarme Lebensmittel ein, kochte vorwiegend selbst und besuchte endlich das Fitness-Studio, bei dem ich so lange Zeit lediglich Karteileiche gewesen war. Wie mein vorläufiges Programm im Einzelnen aussah, werde ich später beschreiben. Als die Info-Veranstaltung zum Klinik-Programm Ende Juni stattfand, hatte ich immerhin schon einige Kilos abgenommen (was natürlich keiner sah …). Die möglichen Teilnehmer an diesem Programm waren so beleibt wie ich selbst – und manche waren sogar noch deutlich dicker. All diese Schwergewichte auf einem Haufen zu sehen war schon deprimierend. Alle schnauften, alle schwitzten, alle atmeten mühsam, alle trugen flache Schuhe und sackähnliche Kleider – und alle hatten diesen angestrengten, unglücklichen, bitteren, ja resignierten Zug um den Mund. Ich sah in diese aufgedunsenen Gesichter wie in einen Spiegel. So also sah ich auch aus. Eine neue Erfahrung: In dieser Runde war ich mit einem Mal nicht mehr – wie sonst immer – die Dickste. Wie angenehm! Und wie dumm und unreif dieser Gedanke, wenn man sich inmitten dicker und sehr dicker Menschen weniger dick fühlt und sich in diesem Bewusstsein auch noch sonnt. Aber damals war mir dieser Gedanke zu verzeihen – er war gar zu schön …

Während der Informationsveranstaltung wurden den potenziellen Teilnehmern die Eckpfeiler des Programms vorgestellt und erklärt, was für den Erfolg unabdingbar war: nämlich das hundertprozentige Mitmachen, auch wenn es schwierig werden würde, Zeit und Geld kostete. Der Wille zum bedingungslosen Durchziehen des Programms musste überzeugend vorhanden sein, nur dann *durfte* man teilnehmen. Jeder Interessent musste eine Art Bewerbungsbogen ausfüllen, mit dessen Hilfe die Experten sich ein Bild über die persönliche Lage jedes Einzelnen, seine Motivation und sein Gewicht machen konnten, mit dem aber auch mögliche Ausschlusskriterien (wie zum Beispiel eine krankhafte Essstörung) aufgespürt werden sollten.

Nach der Info-Veranstaltung fühlte ich mich gut. Bis zum Programmstart wollte ich bereits einiges für mich getan haben, für mich, meine Gesundheit, meine Rückbesinnung. Ich war aufgerüttelt, ich war sensibilisiert und ich war motiviert. Es konnte losgehen.

Meine Vorsätze für diese und die nachfolgende Zeit lauteten:

1. Ich werde mich nicht überfordern.
2. Ich werde überall Fett einsparen, so gut ich kann.
3. Ich werde mehr Gemüse, Salate und Obst essen.
4. Ich werde mit moderater Bewegung beginnen.
5. Ich werde mich nur ein Mal in der Woche wiegen, jeden Sonntag.
6. Ich werde keine Schuldgefühle bekommen, wenn ich doch einmal über die Stränge schlage.
7. Ich akzeptiere, dass ein kurzzeitiges Zurückfallen in alte Gewohnheiten normal ist.
8. Ich will unter allen Umständen durchhalten.

9. Mich interessiert es ab sofort nicht mehr, was andere denken und sagen.
10. Ich werde Erfolg haben!

Nur nicht zu viel auf einmal wollen – das ist zu Beginn einer jeden Neuorientierung der elementarste Grundsatz. Schließlich handelte es sich nicht um die x-te sinnlose Diät, sondern um das hoch motivierte Einschwenken auf einen neuen Lebensweg. Man muss anfangs Regeln aufstellen, ein solides Gerüst, mit dessen Hilfe man sich orientieren kann, mit dem es gelingt, sicherer und leichter zurechtzukommen mit den vielen Unwägbarkeiten, die den Start in ein neues Leben begleiten. Ohne diese Regeln läuft man Gefahr, recht bald ins Schleudern zu geraten und nach kurzer Zeit resigniert aufzugeben. Sehr wichtig: sich Sünden verzeihen. Nachdem Sie und ich die Psyche von *uns Dicken* sehr gut kennen, werden Sie mir glauben, wenn ich sage, dass dieses Zugeständnis an die eigene Schwäche eine der schwierigsten Übungen überhaupt ist. Es war ein ständiger Kampf, immer wieder das schlechte Gewissen zu eliminieren, das mich niederdrückte, sobald ich einmal nicht ganz so erfolgreich meinen Weg gegangen war.

Dennoch fasste ich den Entschluss, mich von Anfang an rein von Schuld und Sühne zu waschen. Gelüstete es mich partout nach einer bestimmten Speise, so gestattete ich sie mir und versuchte, dabei so gelassen wie möglich zu bleiben – auch wenn mir dies schwerfiel. Zu tief eingeprägt hatten sich die Mechanismen der Schuldgefühle und des Selbsthasses nach dem Versagen. Doch ich lernte mit der Zeit: Verbote sind lustfeindlich und machen eine Lebensumstellung – und darum geht es hier! – überaus schwierig, wenn nicht gar unmöglich. Mein Ziel war, dem Essen seinen zwanghaften, hässlichen Charakter zu nehmen – zugunsten eines lustvollen und selbstbestimmten Umgangs mit allen Nahrungsmitteln, auch mit den gefährlichen, verbotenen.

Ganz oben auf meiner Prioritätenliste stand damals: Ich wollte mich wieder fit fühlen, ich wollte Freude am Leben zurückgewinnen, ich wollte mich wieder bewegen können, ich wollte endlich das lang Verschüttete an und in mir neu entdecken! Und ich wollte mich nicht länger an meiner Gesundheit versündigen. Mein Körper war (und ist) ein überaus gutmütiger Geselle, er nahm (und nimmt) mir nicht schnell etwas übel. Manches Mal stehe ich noch heute vor dem Spiegel, betrachte die deutlichen Spuren, die das Dicksein (und das Abnehmen!) gesetzt haben – und leiste still Abbitte. Ich entschuldige mich dann für das, was ich meinem Leib tagtäglich angetan habe – und wenig war dies wahrhaftig nicht. Würde ein anderer dies tun, wäre es schwere vorsätzliche Körperverletzung. Bluthochdruck, Diabetes, Leber-, Gelenk- und Rückenprobleme hatten sich wegen des Übergewichts bereits eingestellt – und all das drohte zu eskalieren, sollte ich weiterhin dick bleiben. Das musste ein Ende haben.

Ende Mai 2001 hatte ich also mit moderater Bewegung angefangen. Die Ergebnisse waren zu Beginn geradezu niederschmetternd! So lieh ich mir – um ein Beispiel zu nennen – von meinen Eltern ein Fahrrad aus, um es mit einer bescheidenen Radtour zu versuchen. Selbst Dicke sollten ja imstande sein, Rad zu fahren, wird einem von allen Seiten immer wieder bescheinigt. Doch mein Ausflug endete in einer totalen Niederlage. Ich kam nicht weit. Nach etwa fünfhundert Metern musste ich bereits umkehren. Nachdem ich jahrelang aus der Übung war, fuhr ich wie der erste Mensch, unsicher, wacklig, ungeschickt. Zudem drückte mein Gewicht so sehr auf die (gut aufgepumpten) Reifen, dass ich fast auf den Felgen daherkam … kurzum, das Fahrvergnügen war keines, und der kurze Ausflug verdiente lediglich das Prädikat: deprimierend. Als ich nach dem halben Kilometer mit letzten Kräften das Rad zurück in den Keller schleppte, raste mein Puls, der Schweiß lief bächeweise an meinem Körper herunter, ich fühlte mich fix und fertig. Doch ich wollte mich nicht so schnell geschlagen geben: Anschließend marschierte ich noch – für meine Verhältnisse zügig – eine Runde um den Block … nach dieser Aktion war ich dann restlos geschafft. Und musste mich erst einmal eine Stunde auf dem Sofa ausruhen, ehe ich wieder einigermaßen hergestellt war.

So viel zu meiner damaligen körperlichen *Fitness.* Aber man darf nicht vergessen: Ich schleppte knapp 130 Kilo mit mir herum! Herz, Kreislauf, Lungen und Bewegungsapparat mussten selbst im Ruhezustand Höchstleistungen vollbringen, geschweige denn, wenn ich mich bewegte. Dass mein Körper das alles so lange klaglos und ohne Murren tat, ist das Einzige, was mich noch heute in Staunen versetzt.

Das Ende?

Nach diesem sportlichen Debakel gewöhnte ich es mir an, moderate Gymnastik zu Hause zu machen und abends im nahe gelegenen Park zügig spazieren zu gehen. Wohl dosiert, anfangs nur zehn Minuten, später bis zu einer Stunde (aber da war ich schon fortgeschritten!). Und ich begann zusätzlich ein sehr bescheidenes, aber regelmäßiges Training im Fitness-Studio. Aber wie so oft, wenn man übermotiviert ist, geschieht es, dass man die Realität ausblendet und heftig übertreibt. Und das sah so aus: Mein Körper war durch die jahrelange Völlerei und das immer wieder erfolglose Abnehmen so aus dem Tritt geraten, dass mein Programm in Eigenregie vermutlich eher schadete denn wirklich half. Das, was ich heute als *moderat* beschreibe, war damals sicher schon deutlich zu viel des Guten und überforderte meine Kräfte hoffnungslos. Ich ging zu verbissen an mein Ziel heran – ich wollte alles, ich wollte, dass die Pfunde schnell verschwanden, ich wollte endlich ein anderer Mensch sein. Ich konnte es kaum abwarten. Und überspannte dabei den Bogen gründlich.

Der Tag, der alles verändern sollte, war der 8. Juli 2001. Es war ein heißer, träger Sommersonntag, entspannt und harmonisch. Mittags Essen bei den Eltern, nachmittags Besuch einer Freundin zum Kaffeeklatsch, dann zwei Stunden ambitioniertes Fitness-Training (bei inzwischen feucht-schwülem Wetter), anschließend Telefonate, ein wenig Computerarbeit. Dann, gegen 19 Uhr, beim Zubereiten des Abendbrots, dieser plötzliche unbeschreibliche Schmerz in der Brust, der mir den Atem raubte. Dazu kalter Schweiß, Engegefühle in der Brust; im Nu klebten meine Haare am Kopf, die Schwäche ließ mich kaum noch aufrecht stehen. Am schlimmsten waren die hochgradige Atemnot und der beklemmende Brustdruck. Ich schleppte mich auf den Balkon und schnappte wie ein Fisch auf dem Trockenen nach Luft. Panik kam auf, ich verspürte zum ersten Mal in meinem Leben Todesangst. Ich versuchte mich zu legen – aber das machte alles nur noch schlimmer. Nach endlosen fünf Minuten rief ich schließlich den Notarzt. Mir war klar: Das ist ernst, du darfst nicht länger warten und nicht länger allein bleiben. Statt der 112 wählte ich aus Nervosität die 110 – wurde aber sofort weiterverbunden. Zwischenzeitlich konnte ich kaum noch sprechen, der Mann in der Notleitstelle sprach beruhigend auf mich ein und sagte, was ich tun sollte: mich ruhig auf einen Stuhl setzen, möglichst vor einem weit geöffneten Fenster – und Ruhe bewahren, nicht durchdrehen. Ich lief wieder auf den Balkon und sehnte das Geräusch herbei, das mich sonst im Straßenverkehr nur nervt. Und endlich hörte ich es, das Martinshorn. Maximal zehn Minuten waren vergangen – eine Rekordzeit eigentlich. Nur eben nicht für mich, der jede Minute wie eine Ewigkeit vorkam.

Ich stand schon in der geöffneten Tür, als die drei Männer die Treppe hochgestürmt kamen und nach dem Patienten fragten. Erst als ich auf mich deutete, sahen sie mich näher an. Und wurden aktiv. Der Notarzt drückte mich in einen Sessel und fragte nach der Entstehungsgeschichte des Anfalls und nach der Art des Schmerzes; parallel bereiteten die Sanitäter die Sauerstoffmaske vor und drückten sie mir auf Nase und Mund. Ein angenehmes Gefühl der Erleichterung durchströmte mich: Ich musste mich um nichts mehr kümmern, das tat gut. Dann verlor ich halb das Bewusstsein und nahm alles nur noch in einer Art gnädigem Nebel wahr. Ein schmerzhafter Stich in den Handrücken holte mich wieder zurück, eine Infusion wurde gelegt – alles ging sehr schnell und sehr schweigsam. Das Team arbeitete routiniert und präzise. Nitroglyzerinhübe unter die Zunge. Namen von Medikamenten schwirrten durch den Raum: Betablocker, Esmololhydrochlorid, Heparin und manch anderes, was an meinen angespannten Nerven vorbeirauschte. Ein EKG wurde gelegt, der Blutdruck gemessen – alles ging sehr rasch, ruhig und routiniert. Langsam entspannte ich mich, ich war in Sicherheit. Der Notarzt und sein Team waren nicht nur medizinisch kompetent, sondern auch menschlich eine Wohltat. Immer wieder redeten sie beruhigend auf mich ein und streichelten meine Hand.

Dann Aufbruch zum Wagen. Mir ging es schon deutlich besser, und eigentlich sehnte ich mich nur noch nach meinem Bett – aber das kam nicht infrage. Es ging in die Klinik zur Abklärung der Situation. Mir war dieser Transport hochnotpeinlich, da ich immer noch viel zu viel wog, und die Männer, die mich auf der Liege tragen mussten, unter meiner Last ächzten. Ein weiteres Schlüsselerlebnis, gewissermaßen. Zum Glück ging es nur eine Etage hinab. Ich wäre lieber gelaufen, aber das wurde mir nicht erlaubt. Aus den Fenstern glotzten Nachbarn und Neugierige. Unten hatten sich um das Notarztauto bereits Schaulustige versammelt und sahen mich an mit einer Mischung aus Ekel und Mitleid. Merkwürdig, schoss es mir durch den Kopf, recht viel anders verhalte ich mich wohl auch nicht in solchen Fällen. Man schaut und denkt sich: Gott sei Dank bin ich es nicht, um den sich hier alles dreht! Endlich lag ich auf der Liege im Wagen, und schon ging es los. Der Notarzt saß an meiner Seite, beruhigte mich pausenlos: Ich müsse mir keine Sorgen mehr machen, es gehe ins Augustinum, eine gute Herzklinik ganz in der Nähe.

Die Fahrt war kurz, und schon setzte sich erneut eine

routinierte Maschinerie in Gang. Der Notarzt begleitete mich noch auf die Intensivstation und verabschiedete sich dann. Schade, dass ich mir seinen Namen nicht gemerkt habe, dachte ich mir noch. Ich hätte mich gerne bei ihm und den beiden Sanitätern bedankt. Aber meine Gedanken wurden schnell unterbrochen. Ich wurde – unter Mithilfe vieler Hände – auf das bereitstehende Bett gehievt, wieder wurde ich zur Entstehung, Art und Intensität des Schmerzes auf einer Skala von eins bis zehn befragt, wie ich mich jetzt fühle usw. Das Personal der Nachtschicht stellte sich vor – es war inzwischen etwa 21 Uhr. Von diesem Moment an bis zum frühen Morgen gab es zahlreiche Untersuchungen, um manches auszuschließen und anderem auf den Grund zu gehen. Das Personal: aufmerksam, hilfsbereit, freundlich, kompetent. Und immer da, wenn man jemanden brauchte. Die erste Diagnose schließlich: Verdacht auf instabile Angina Pectoris. Es wurde mir Sauerstoff verabreicht, verschiedene Infusionen gelegt; gleichzeitig begann das Monitoring aller lebenswichtigen Funktionen. Am Bett wurden Ultraschall, Röntgen, mehrfache Blutentnahmen durchgeführt.

Alles verlief ruhig und wohltuend sachlich – auch hier traf ich wieder auf sehr professionell arbeitende Ärzte und Schwestern, die wahrhaftig keinen leichten Job zu verrichten hatten. Herzinfarktwetter sei heute, sagte ein anderer Notarzt, der einen weiteren Notfall hereinschob. Es war ein Kommen und Gehen auf dieser Station. Frisch Operierte lagen neben Notfall-Patienten wie mir, abgeschirmt voneinander lediglich durch Schirme und Vorhänge. Dennoch war die Atmosphäre gut – so gut sie eben sein kann an einem Ort wie diesem. Und auch hier: Der Arzt nahm sich die Zeit, beruhigend mit mir zu sprechen und mir behutsam über die Hand zu streichen. In Ausnahmesituationen wie dieser nimmt das Bewusstsein noch so unbedeutend scheinende Details offenbar deutlicher als sonst wahr. Die Sinne sind geschärft wie nie – ein interessantes Phänomen.

Die Nacht war durch die vielen Untersuchungen anstrengend und unruhig. An Schlaf war nicht zu denken; die Rückenlage und das Angeschlossensein an so vielen Apparaturen machte mir dies unmöglich, ganz abgesehen von den vielen Geräuschen. Ein alter Mann nebenan befand sich im Delirium; Seufzen, Schnarchen, Stöhnen – die Nacht wollte nicht enden. Doch auch die längsten Stunden gehen einmal vorüber, und schließlich brach das Morgengrauen an. Die Vögel fingen an zu zwitschern, der Tag begann. Durch das halb offene Fenster atmete ich die vom Regen würzige, schwere Juliluft ein und freute mich am Spiel der Baumwipfel, die sich im Winde bogen. Alles wird gut, dachte ich. Hier kann dir nichts mehr passieren. Ich hatte das Gefühl: Mein Leben beginnt in diesem Moment neu. Jetzt. Und ich wusste auch, dass ich an einem Wendepunkt angekommen war, an einer Kreuzung, an der ich entscheiden musste, in welche Richtung ich gehen wollte. In Richtung Leben oder in Richtung Tod. Etwas dazwischen gab es nicht. Ich musste mich entscheiden, ob ich mich weiterhin um Kopf und Kragen fressen wollte oder ob mir das *Dasein* im wahrsten Sinne des Wortes, das Leben also, wertvoller war. Es lag an mir. Das alles ging mir in dieser Nacht, die ich niemals vergessen werde, durch den Kopf, und als die Morgengeschäftigkeit auf der Station Einzug hielt, war mein Entschluss gefasst: Ich wollte leben! Und ich wollte keine Sekunde mehr damit warten.

Was also war geschehen? Durch Cholesterin-Ablagerungen war ein Engpass in einer der Adern des Herzkranzgefäßsystems entstanden – bedingt durch die Völlerei und das sehr fette Essen, das ich so mochte und dem ich im Übermaß jahrelang zugesprochen hatte. Ein Prozess, der schleichend verlief, ohne dass ich irgendetwas gemerkt hätte. Die Ärzte sagten mir in schöner Offenheit, dass ich den Tag mit einiger Wahrscheinlichkeit nicht überlebt hätte, hätte ich es nicht geschafft, noch rechtzeitig den Notarzt zu rufen. Das saß. Ich war dem Tod also in letzter Sekunde von der Schippe gesprungen. Mit 44 Jahren. Mein Leben begann in der Tat neu am 8. Juli, den ich seitdem als meinen zweiten Geburtstag feiere.

So weit sollte es bei Ihnen nicht kommen, liebe Leserinnen und Leser, denn so erstrebenswert sind zweite Geburtstage wahrhaftig nicht!

Nachdem ich also aus dem Krankenhaus entlassen worden war, war ich sehr, sehr nachdenklich – und entschlossen wie nie!

Entscheidung für ein neues Leben

Ich konnte den Beginn des Klinik-Programms kaum abwarten – und es sollte erst im Herbst beginnen. Nach dem traumatischen Erlebnis kam mir die Spanne bis zum Start noch unerträglicher vor. Bedingt durch das Gurterlebnis im Flugzeug hatte ich zwar bereits vor dem gesundheitlichen Zusammenbruch langsam damit begonnen, mein Leben vorsichtig zu verändern, dennoch fehlte mir das Coaching durch professionelle Hilfe. So war ich doch recht unglücklich darüber, dass ich gewissermaßen ausgebremst wurde in meinem Tatendrang. Plötzlich konnte es mir nicht mehr schnell genug gehen, das viele Fett loszuwerden. Die lange Wartezeit überbrückte ich, indem ich moderat mein Leben umstellte – ich habe dies oben bereits beschrieben. Mit wechselndem Erfolg. Man darf sich am Anfang einer Lebensumstellung keine Illusionen machen. Langjährige Gewohnheiten (besser: Programmierungen) wird man nicht in Kürze ändern, geschweige denn ausrotten können. Essen – vor allem in seiner Funktion als Problemlöser – war eine so eklatant wesentliche Säule in meinem Leben geworden und gewesen, dass ich große Mühe hatte, das Essen nun nicht mehr im Mittelpunkt zu sehen. Vor allem aber, andere Strategien zu finden, um den *Problemlöser* durch anderes zu ersetzen. Und dennoch, der Schock saß so tief und gleichzeitig war meine Motivation, meinem Leben nochmals eine andere Wendung zu geben, so stark, dass ich einfach eines tat: anfangen. Man muss anfangen – und zwar völlig gleichgültig, ob es Montag ist oder ob eine Feier vor der Tür steht, ein Essen mit Geschäftsfreunden oder gar Weihnachten. Anfangen kann man immer – man sollte die halbherzigen Versuche und fantasiereichen Entschuldigungen aus seinem Gedächtnis streichen. Denn Gründe für ein Scheitern gibt es immer.

So fing ich also an, mitten in der Woche, einfach so. Die erste Aktion – ich erinnere mich noch gut – war, dass ich einen großen Müllsack nahm und alle Lebensmittel, die ich nicht mehr essen wollte oder durfte, entsorgte. Ein befreiendes Gefühl – das freilich nicht lange anhielt. Ich erinnere mich an eine Situation, die mir noch heute die Schamesröte ins Gesicht treibt. Ich hatte wieder einmal nicht widerstehen können und in einem Supermarkt deutlich mehr eingekauft, als nötig gewesen wäre. Und: Ich hatte definitiv das Falsche eingekauft – der Wolf hatte sich unbemerkt wieder herangeschlichen und Vorsätze sowie Standfestigkeit vergiftet. Als ich die Schätze zu Hause auf dem Tisch aufbaute, war ich verzweifelt. Wieder die alten Muster, wieder versagt. Ich hatte mir zwar vorgenommen, dass ich mir derlei Rückschläge erlauben wollte, ohne mich mit Verachtung zu strafen, aber damals war die Situation noch so instabil, dass Theorie und Praxis weit auseinanderklafften. Aus Selbstschutz packte ich also die eben erst gekauften Lebensmittel in eine Tüte und entsorgte sie (mit schlechtem Gewissen) im Gemeinschaftsmüllhäuschen. Da lagen sie nun – und gingen mir nicht mehr aus dem Kopf. Die Gedanken an dieses (noch gute!) Essen wurden so drängend, ja übermächtig, dass ich irgendwann – ich muss dies zu meiner Schande gestehen – in den Keller ging, einen Skistock holte und mit diesem so lange im Müll wühlte und angelte, bis ich den Lebensmittelsack wieder herausgeholt hatte. Um die Inhalte dann zu vertilgen, bis auf den letzten Krümel. Wie ich mich nach einer solchen Aktion fühlte, muss ich Ihnen sicher nicht schildern …

Wenn ich heute an diese Episode zurückdenke, so sehe ich zwischen mir und dem Rauschgiftabhängigen, der alles für den nächsten Schuss tut, keinen Unterschied. Meine Droge war das Essen.

Nach diesem Vorfall nahmen meine vorsorgenden Maßnahmen einen geradezu grotesken Zug an. Um mich vor einer weiteren Skistock-Mülltonnen-Angel-Aktion zu schützen, beträufelte ich Lebensmittel, die ich zu Hause wegwarf oder aber im Sammelmüllcontainer entsorgte, mit Spülmittel, damit sie ungenießbar wurden … So weit ging das Ganze also.

Dabei waren und blieben diese Abläufe mehr als irrational. Denn ich hatte eines vergessen: Wenn der *Wolf* kam, half nichts, rein gar nichts. Nicht das Entsorgen von Lebensmitteln, nicht die Zerstörung derselben. Schließlich gibt es ja noch Tankstellen und den beliebten Pizza-Heimservice, den ich an solchen Tagen fleißig nutzte. Wer an Essen kommen will, kann dies tun. Immer, zu jeder Tages- und Nachtzeit.

Man muss sich einfach eingestehen und begreifen, dass ein eingeimpftes, konditioniertes Verhalten nicht von jetzt auf gleich auszuradieren ist. Nur, wer hinter die Fassaden schaut, wird sämtliche Vermeidungsstrategien, die man sich zurechtlegt, als das enttarnen, was sie eigentlich sind: als nutzlos und wenig hilfreich.

Diese Interimszeit also zwischen Juli und Herbst 2001 nutzte ich für den Beginn meiner Diät, den Aufbau eines Sportprogramms und die Sorge für meine Leber, die unglaubliche Werte aufwies. Eine Leberbiopsie ergab ganz klar die Diagnose *Fettleber* – es war also höchste Zeit, mit dem fetten Essen aufzuhören. Denn eine solche Ausgangslage ist alles andere als trivial: Eine Fettleber führt unweigerlich zur Zirrhose, und eine Zirrhose wiederum führt früher oder später zum Tod.

Auch bei mir verlief diese Zeit bis zum eigentlichen Programmstart natürlich nicht ohne Krisen und Rückschläge. Ein kurzer Blick in mein damaliges Tagebuch mag dies verdeutlichen:

18.7.2001

Na, das fängt ja gut an! Ein schrecklicher Tag heute! Kam erst um 22 Uhr nach Hause, hatte jede Menge Ärger und blöde Meetings, die nie was bewirken, sondern lediglich Zeit stehlen … entsprechend war meine Essmoral. Zum Frühstück – wie immer! – beste Disziplin: einige Löffelchen Bircher Müsli (gesüßt, leider). Mittags aber: McDonalds mit einer Kollegin. Verspeist wurden ein Big Mac und eine große Portion Pommes Frites. Nachmittags dann völlig unkontrolliertes Genasche: Mini-Dickmanns, weiße und hellbraune, bestimmt zehn Stück, dazu Plätzchen, und jetzt am Abend zwei Vollkornbrote mit deftigem Tilsiter-Käse. Es ist schon zum Weinen …

20.7.2001

Vorbereitung zu einer Preisverleihung. Eigentlich sollte ich mich freuen. Ich bekomme einen Journalistenpreis verliehen, eine hohe Ehre gewiss, aber vor meinem geistigen Auge entstehen Bilder wie: Preisverleihung in einem festlichen Rahmen, elegante Garderobe, ich werde eine Rede halten müssen … und bin fett! Alle Blicke werden auf mir ruhen! Ich werde nichts Passendes zum Anziehen haben, ich werde mich lächerlich machen. Ich werde wieder die dickste Frau im Saal sein, wie so oft. Vielleicht sollte ich am Tag X einfach krank werden! Ja, das werde ich!

25.7.2001

Der Wolf, der Wolf … wie konnte ich nur so naiv sein, zu glauben, dass ich ihn würde überlisten können? In so kurzer Zeit? Nachdem er mich nun schon mehr als zehn Jahre in seinen Klauen hat? Bin ich froh, wenn das Programm bald beginnt und ich unter Kuratel stehe.

3.8.2001
Endlich Urlaub! Ich will ihn dieses Mal (oder mal wieder?) ganz unter das Motto *Lebensveränderung* stellen. Also viel Bewegung, bewusstes Essen und gezielt an mich selbst denken.

5.8.2001
Pustekuchen! Irgendwie komme ich nicht so richtig in Tritt. Die viele freie Zeit, die vielen Versuchungen rechts und links. Ich muss einfach essen. Ich muss, ich muss. Und schon schmort das Schweineschnitzel in der Pfanne plus Bratkartoffeln für drei Personen. Morgen ist auch noch ein Tag.

14.8.2001
Habe mir heute eine Tagesstrichliste gebastelt, auf der ich täglich die Tage bis zum Programmstart abhake. Ich brauche Hilfe, dringend. Ich versuche, das Essen zu kontrollieren, aber ich versage fast täglich. Gestern zum Beispiel: Ich hatte es bis zum Abend ganz gut geschafft, und dann brach das Gerüst zusammen, aber vollkommen. Wollte abends eigentlich nur Salat essen, aber dann habe ich doch mit Käse überbackenen Toast (sechs Stück …) gegessen und hinterher noch eine Tüte Chips. Der Frust darüber sitzt mir heute noch in den Knochen.

17.8.2001
Ein Sommerfest droht am übernächsten Wochenende. Was anziehen, das mich weniger fett als eine schwangere See-

kuh aussehen lässt? Einfachste Lösung: Ich glaube, ich werde krank. Ich habe einfach keine Lust, mich den Blicken anderer auszusetzen und deren Lästereien in ihren Augen lesen zu müssen.

2.9.2001
Wann endlich beherrscht mich das Fett nicht mehr? Jeden Morgen, nachdem ich die Augen geöffnet habe, steht nur eine Frage im Raum: Was werde ich heute essen? Werde ich es schaffen oder wieder versagen? Jeden Tag ein neuer Plan, jeden Abend ein anderes Resultat. Meist sieht es aber so aus, dass ich wütend auf mich bin, mich wertlos und schuldig fühle – und vor Selbstmitleid zerfließe. Ich wünsche mir nichts sehnlicher als Willenskraft und Entschlossenheit, endlich mit der Veränderung in meinem Leben anzufangen. Wirklich und dauerhaft. Das Fett blockiert mich immer noch, macht mich energielos, unterdrückt meine Gefühle, kurzum: Es hat mich noch immer im Griff. Das alles grenzt an Wahnsinn.

Und so geht es weiter, seitenweise. Aber: Neben den vielen Rückschlägen und Niederlagen gab es auch Siege. Kleine und große, sodass sich allmählich erste Erfolge einstellten. Ganz ohne Schulung, ganz ohne Programm und ganz ohne Gruppe nahm ich bis zum Start des Klinik-Programms stolze 15 Kilo ab – wenn das nichts war! Und ich fühlte mich schon besser – auch wenn mein Umfeld den Gewichtsverlust noch nicht bemerkt hatte. Übrigens, ein Tipp am Rande: Wenn Sie sehr dick sind (so wie ich es war), sollten Sie nicht frustriert sein, wenn Ihre Umwelt die anfängliche Gewichtsabnahme nicht wahrnimmt. Ihr

Körper ist schließlich so voluminös, dass andere meist erst ab 20 Kilo weniger eine sichtbare Veränderung bemerken.

Zu diesem beengten Blick tragen natürlich auch die sackartigen Kleider bei, die man gewöhnlich als dicker Mensch trägt: Darunter sind die eigentlichen Maße nur mit Röntgenaugen zu erahnen.

Mich hat diese Tatsache übrigens eher amüsiert und motiviert als geärgert oder gar frustriert. Denn ab einem bestimmten Punkt – nämlich dann, wenn der erste Generalaustausch der Garderobe notwendig wird (in meinem Fall sollten noch zwei weitere Durchläufe folgen) –, staunen die anderen nicht schlecht.

Erst wird gar nichts bemerkt, doch dann ist ein Ignorieren des deutlichen Gewichtsverlusts schlagartig nicht mehr möglich. Dann werden die anderen aufmerksam (nicht immer freundlich aufmerksam, Sie sollten sich auch an diesen Gedanken gewöhnen …) – und Sie werden das erste Mal das Hochgefühl erleben, welches ein wirklicher Erfolg mit sich bringt.

Ich habe einen gewissen zeitlichen Abstand gebraucht, um mir über das Dickwerden, das Dicksein und die komplizierten Prozesse des erfolgreichen Abnehmens einigermaßen ein Bild zu machen.

Vom Ende der Diät über den stabilen Erfolg bis hin zu jenem Zeitpunkt, an dem ich begann, dieses Buch zu schreiben, vergingen etwa drei Jahre. Zu viel war geschehen. Erst die extrem belastende Endzeit des Höchstgewichts mit all ihren seelischen und körperlichen Folgen, dann der Zusammenbruch, dann das erneute Aufraffen, dann die vielen Monate der Diät, die radikale Wandlung meiner bisherigen Gewohnheiten, die langsame, aber stetige Veränderung meines Lebensstils.

Das alles kostete enorm viel Kraft, und zwar so viel, dass ich mich am Ende wie ausgehöhlt fühlte. Leer gefressen von der Raupe, die auch Teil der Metamorphose war, bis endlich der Schmetterling – leicht und schön – seine Hülle verlassen durfte. Mit dem Anfang des Buches war es so wie mit dem Beginn der Umkehr. Ich musste spüren, dass die Zeit gekommen war. Ich (und die Zeit) musste reif dafür sein.

Nachdem ich über 50 Kilo abgenommen hatte (also etwa eineinhalb Jahre nach Beginn meines Programms), dauerte es noch einmal eineinhalb Jahre, ehe es so weit war, dass ich mich mit meiner Vergangenheit und den tief greifenden Veränderungen, die hinter mir liegen, in der gebotenen Distanz auseinandersetzen konnte. So begann das, was ich meine *Katharsis* nenne. Der Begriff der Katharsis stammt aus der antiken Tragödie und beschreibt einen Vorgang der inneren Reinigung, aus dem man geläutert und stark hervorgeht. Einen ähnlichen Verlauf erlebte ich mit dem Niederschreiben meiner Geschichte: Vieles wurde klarer, vieles plastischer, vieles logischer – und am Ende hatte ich den Eindruck, dass alles, worüber ich geschrieben und erzählt hatte, zwar untrennbar mit meiner Person bis zu meinem Lebensende verbunden sein würde, dass es mich aber nicht mehr bedrückte, zermürbte, in meiner Lebensfreude behinderte. Die fast 20 Jahre *Dickenkarriere* waren zu einem Lebensabschnitt wie viele andere auch geworden. Nicht mehr, nicht weniger. Irgendwann ist es an der Zeit, auch mit einschneidenden, markanten Erlebnissen und Erfahrungen abzuschließen und so seinen Frieden zu finden.

So wie ich mein Verhalten analysierte, sollten Sie dies ebenfalls tun. Nicht jeder ist freilich in der Lage, ein Buch zu schreiben (oder will es auch gar nicht), aber es gibt auch andere Wege der Verarbeitung. Die Analyse kann – wenn jemand dazu geeignet ist – vor sich selbst stattfinden, mit einem guten Freund, einem Therapeuten oder einem Berater Ihres Vertrauens. In meinen Beratungssitzungen sage ich meinen Klienten immer wieder eines: *Wichtig ist, dass Sie hundertprozentig ehrlich zu sich selbst sind.* Nur unter dieser Voraussetzung wird ein Gespräch auf Dauer zu einer Lösung und eine Lösung zur praktikablen Umsetzung führen. Das, was Sie also während der Analyse Ihres IST-Zustands am wenigsten brauchen können, ist Selbsttäuschung. Sie verhindert lediglich Erkenntnis und damit Fortschritt – und beides benötigen Sie ganz entschieden auf Ihrem Weg zum Ziel. Ein stabiles und vertrauenswürdiges Fundament ist für die nächsten Schritte hin zu Ihrer ganz persönlichen Metamorphose entscheidend. Und Sie allein bestimmen, wie und wann Sie es bauen wollen.

Wie die Schritte im Einzelnen bei mir aussahen, will ich Ihnen nach und nach erzählen. In der Hoffnung, dass Sie sich teilweise wiedererkennen, in der Hoffnung, meine Geschichte und ihr Happy End möge ihnen helfen und Mut machen, in der Hoffnung, meine Schritte könnten auch die Ihren sein. Und selbst, wenn Sie sich nicht wiederfinden, sollte Ihnen diese Geschichte zeigen: Alles ist möglich. Weil Sie es wollen.

2. Ein letzter Blick zurück

Ein letzter Blick zurück – danach wollen wir nur noch nach vorne schauen. Es ist mir jedoch ein Bedürfnis, den *Kosmos der Dicken* aus meiner Erfahrung ein letztes Mal zum Leben zu erwecken, die Realität einer dicken Frau zu zeigen, exemplarisch für viele Fälle. Es handelt sich hier um eine Art Bestandsaufnahme.

Fragen wir uns also: Wie sieht es aus mit uns? Im Guten wie im Schlechten? Wie sehen wir uns selbst? Und wie sehen uns die anderen?

Dicke schwitzen wie die Schweine

Darauf habe ich noch gewartet. Auf dem Weg in die Redaktion plärrt Marius Müller-Westernhagen aus dem Radio, dass es nur so eine Freude ist:

Ich bin froh, dass ich kein Dicker bin,
denn dick sein is 'ne Quälerei.
Ich bin froh, dass ich so'n dünner Hering bin,
denn dünn bedeutet frei zu sein.

Mit Dicken macht man gerne Späße,
Dicke haben Atemnot,
für Dicke gibt's nichts Anzuzieh'n.
Dicke sind zu dick zum Flieh'n.

Dicke haben schrecklich dicke Beine,
Dicke ham 'n Doppelkinn.
Dicke schwitzen wie die Schweine,
Stopfen Fressen in sich rin (…)

Volle Breitseite am frühen Morgen – das hat man gerne. Na ja, mit einem hat Hungerhaken MMW ja sogar recht: Dicke schwitzen tatsächlich. Je mehr sie auf die Waage bringen, desto ausgeprägter kann die Schweißproduktion sein. Vor allem im Sommer kann das recht unangenehm werden, und so heißt es aufpassen, damit man nicht unangenehm zu müffeln beginnt. Mein Eindruck ist jedoch, dass Dicke ganz besonders penibel mit dem Thema *Schweiß* umgehen. Nichts ist peinlicher, als bei der geringsten körperlichen Anstrengung ins Schwitzen zu geraten – das kann beim Treppensteigen ebenso schnell gehen wie in der Umkleidekabine oder beim Schleppen schwerer Einkaufstüten. Selbst beim Essen und Trinken von Alkohol schwitzen Dicke ausgeprägter als Normalgewichtige, was physiologisch bedingt ist. Ich selbst schwitzte ebenfalls schnell oder – um im Jargon von Müller-Westernhagen zu bleiben, *wie ein Schwein* – und hatte deshalb immer vorgesorgt. In jeder meiner Handtaschen befanden sich (standardmäßig und immer!) Erfrischungstüchlein sowie Deoroller. Morgens und auch abends vor dem Schlafengehen benutzte ich nach dem Duschen einen milden Körperpuder, der frisch duftete und das Schwitzen einigermaßen in Schach hielt. Zum Vorurteil *Dicke schwitzen und stinken* fällt mir nur eines ein: Es gibt Menschen, die sind reinlich, und es gibt Menschen, die sind es nicht. Dick oder dünn, schnell schwitzen oder gar nicht, spielt in diesem Zusammenhang kaum eine Rolle. Alles was Dicke tun müssen, ist vielleicht ein wenig mehr auf sich zu achten als andere.

Diese gedankliche Kaskade reichte immerhin bis zum Einschwenken in die Verlagstiefgarage. Eine Menge Arbeit wartete auf mich, wie immer: Konferenzen und Schlusskorrekturen, dazu ein paar unliebsame Themen, die es mit dem Chef zu besprechen galt. Also, angeklopft und rein mit mir. Mein Chef ist einer der ganz wenigen Männer, die mich als fähige und kompetente Kollegin betrachteten und nicht als fette Wachtel. Noch niemals las ich in seinem Blick Verachtung oder gar Ekel, das Höchste der Gefühle war Sorge um meine Gesundheit. Als wir die Themen abgehakt hatten, meinte mein Vorgesetzter noch, ich solle ein weniger langsamer treten, ich sei ohnehin schon belastet genug. *Nicht zu glauben,* entfuhr es mir aggressiv, *was Dicke imstande sind zu leisten, nicht wahr?* Und schon entwickelte sich ein Gespräch über ein weiteres beliebtes Vorurteil von Normalen gegenüber Dicken: Dicke seien wenig belastbar, faul, bequem und dumm!

Wie kommt der Otto Normalverbraucher zu einer solchen Einschätzung? Kann es vielleicht an den zwangsweise langsameren Bewegungen vieler Dicken liegen? Weil sie körperlich nicht so agil sind, Betätigung zu scheuen scheinen, weniger dynamisch auftreten? Oder liegt es daran, dass es kaum Dicke gibt in den Chefetagen? Geschweige denn dicke Frauen? Oder kennen Sie – neben Ottfried Fischer und noch einigen mehr oder minder gewichtigen Menschen des öffentlichen Lebens – richtig dicke Stars? Falls ja, wette ich mit Ihnen, dass der- oder diejenige im komischen Fach zu Hause ist … was übrigens die Politik mit einschließt.

Ich komme später noch zum Thema *Dicke und Erfolg im*

Beruf, deshalb sei an dieser Stelle nur soviel gesagt: Ich kenne durch meine Beratungstätigkeit eine Reihe Frauen und Männer, die dick sind, sehr dick sogar. Man kann diese Menschen mit jeder Menge von Attributen belegen, aber *faul* kommt in dieser Aufzählung nicht vor. Im Gegenteil. Diese Menschen haben meist Energie für zwei – und sie brauchen diese auch, um sich vor Verletzungen und Beleidigungen zu schützen oder um sich gegen Gleichgültigkeit, Gedankenlosigkeit und Taktlosigkeit zu wappnen. Täglich und immer wieder aufs Neue. Dicke sind also das glatte Gegenteil von *faul.* Viele Dicke sind aber auch zurückhaltend, still und in sich gekehrt – vielleicht wird das mit *faul* verwechselt? Oder ist die Lösung viel einfacher und naheliegender, als wir denken? Dicke sind deswegen faul, weil es die anderen so bestimmen, weil sie Dicke nicht leiden können und ihnen mit kleinlichen Sticheleien beiläufig, aber auch bewusst, wehtun wollen, wo immer es geht? Und das alles nur, um ihre eigene Existenz dagegen umso schöner, strahlender und besser aussehen zu lassen? Sie glauben das nicht? Sie würden sich wundern, wenn Sie wüssten, wie einfach die Mechanismen der Verachtung funktionieren. Gehen Sie in diesem Punkt einfach immer vom Schlechtesten aus – dann liegen Sie meist richtig.

Die Mär vom hässlichen Dicken

Wer dick ist, ist also faul und damit auch hässlich. Hässlich im Wesen, hässlich im Aussehen – das eine bedingt das andere. Sagt man. Warum erscheint ein dicker Mensch in den Augen schlanker Menschen so hässlich? Und weiter noch. Gar nicht so selten hörte ich: *Mir wird schlecht, wenn ich fette Menschen sehe.* Warum eine derart krasse Reaktion? Weil dicke Menschen anders sind? Bedrohlich wirken? Oder sich einfach nur außerhalb der Norm bewegen? Heute bestimmen androgyne Designer und magere Supermodels (am Computer noch nachgetunt – Beine noch länger, Taille noch schmaler, Augen noch blauer) das Bild der Weiblichkeit. Sie legen fest, was schön ist, und man glaubt ihnen auch bedingungslos, denn sie sind die modernen Götter, die Gurus einer sinnentleerten Welt. Frauenzeitschriften verbreiten diese Bilder der schillernden Illusion allwöchentlich in hoher Auflage – und zahlreiche Frauen sind leider zu unsicher und manipulierbar, als dass sie das Diktat der herrschenden Mode kritisch hinterfragen würden. Man will dabei sein.

Wer aus bestimmten Gründen nicht zum Durchschnitt gehört, ist draußen. Das kann das Gewicht sein, die äußere Anmutung, eine nicht zeitgemäße Einstellung oder das Alter. Wer sich als Frau auf der falschen Seite der Vierzigermedaille befindet, gehört grundsätzlich nicht mehr dazu. Gegen das Gewicht kann man noch etwas tun, dem Altern kann jedoch niemand auf Dauer entfliehen. Ein gnadenloser Teufelskreis setzt sich in Gang, entzieht man sich ihm nicht zur rechten Zeit – durch Selbstbewusstsein und eine Rückbesinnung auf die wirklich wichtigen Dinge des Lebens.

Traurig ist es auch, zu beobachten, wie selbst Frauen mit Konfektionsgrößen von 40 oder 42 mit ihrem Schicksal hadern und sich als *dick* empfinden. Noch so kleinsten Speckröllchen wird der Kampf angesagt … Offen gestanden empfand ich es jedes Mal als Ohrfeige, wenn mir (Konfektionsgröße 52/54) ein weiblicher Hungerhaken gegenüberstand und darüber lamentierte, dass er nicht in seinen Bikini passe und deshalb dringend abnehmen müsse. Gegenüber einem Menschen mit erheblichen Gewichtsproblemen ist es schlicht und einfach geschmack- und taktlos, Belanglosigkeiten dieser Art überhaupt erst zu thematisieren. Auch wenn man unterstellen muss, dass der- oder diejenige es mit purer Absicht tut, so, als klage ein Reicher über Geldmangel. *Fishing for Compliments* nennt man das wohl. Dennoch: Nicht immer ist ein dicker Mensch in der Stimmung, derlei amüsant zu finden.

Nicht nur dicke Frauen, sondern auch dicke Männer werden als unattraktiv eingestuft – insgesamt jedoch zurückhaltender. Dicke Männer sind eher *stattlich*, dicke Frauen sind ohne Ausnahme und Pardon einfach nur *fett*. Dick muss dabei eben absolut kein Synonym für hässlich sein. Ich erinnere mich – nach all den Jahren – immer noch gerne an eine Begebenheit: Ich warte in einem Münchner Restaurant auf eine Bekannte und beobachte einen langen Tisch, an dem mindestens zehn Frauen und Männer sitzen, die sich lebhaft unterhalten. Der Mittelplatz ist noch unbesetzt – man wartet offensichtlich noch auf eine letzte Person, die schließlich kommt. Schön, raumfüllend – und dick! Eine sehr beleibte Mittvierzigerin mit leuchtend roten Haaren, stilsicherer Kleidung, dezentem Schmuck, die – kaum, dass sie saß – im Mittelpunkt der Gesellschaft stand. Ihre Präsenz war bemerkenswert. Sie sprühte und strahlte und stand im Licht. Ihre Haare glänzten mit den lebhaften Augen um die Wette, die charismatische Rhetorik ihrer Rede ließ die anderen an ihren Lippen hängen – sie war zweifellos der Star des Abends. Der dicke Star. Ich weiß noch, wie hingerissen ich von dieser Erscheinung war und mir wünschte, ein klein wenig wie diese souveräne Frau zu sein. Ausstrahlung ist – das zeigt sich immer wieder – die eigentliche, ja einzige Quelle wirklicher Schönheit.

Ausstrahlung, Charme, Esprit, Lebendigkeit, Klugheit, Bildung sind persönlichkeitsdominierend, nicht die Figur oder das Alter. Wie oft habe ich es schon erlebt, dass superschlanke, blendend aussehende Modeltypen neben weniger schönen Menschen förmlich verblassten, weil diese Schönen langweilig und ungebildet waren. Dünn = schön sowie der Umkehrschluss sind also gedankliche Abstraktionen, die eher auf schlichte Gemüter schließen lassen – und auf solche können Sie in Ihrer Umgebung getrost verzichten. Früher waren mollige, ja dicke Frauen Schönheitsideale – Sie brauchen sich nur die Gemälde von Rubens anzusehen, dann wissen Sie, was ich meine. Und selbst heute noch gibt es Länder, in denen runde, weibliche Formen als betörend schön empfunden werden – zum Beispiel in Teilen Afrikas, im Orient, in Nepal, auf Südseeinseln. Was schön ist, war immer schon Zeitgeist und Kultur unterworfen. Was schön an Ihnen ist und was nicht, sollte nur eine einzige Instanz entscheiden: Sie selbst.

Wenn dicke Menschen als hässlich eingestuft werden, hat dies manchmal leider auch seine Berechtigung, was allerdings weniger mit dem Menschen selbst, sondern mit dessen Erscheinungsbild zu tun hat. Dieses kann – jeder wird dies zugeben – an manchen Tagen mehr als unvorteilhaft sein. Dies ist immer dann der Fall, wenn sich der dicke Mensch gehen lässt: aus Verzweiflung, aus Einsamkeit, aus Selbsthass. Es gibt viele Gründe, nicht mehr auf sein

Äußeres zu achten. Ich kann mich noch außerordentlich gut an die Phasen vollendeter Lethargie erinnern. Ich legte selbst als Dicke meist großen Wert auf ein gepflegtes Äußeres. Ich gab ein Vermögen aus für Kleidung und gute Schuhe, achtete auf passende Accessoires wie Schmuck, Taschen und Strümpfe, schminkte mich täglich und ging regelmäßig zum Friseur. Doch dann gab es die dunklen Tage, jene Phasen, in denen mir alles gleichgültig und es mir auch vollkommen egal war, wie mich Außenstehende sahen und einschätzten. Wozu sich Mühe geben? Ich hatte wieder schlimme Fressattacken hinter mir, schwarze Löcher taten sich auf, die Konfektionsgröße kletterte langsam, aber stetig nach oben – da war dann schon alles einerlei. Manchmal geschah es, dass ich abends alles auszog, es achtlos auf den Boden warf und am Morgen aus diesem Kleiderhaufen einfach wieder etwas herausfischte – und fertig! Die Selbstachtung sank dabei unter null. Wozu sich anstrengen? Ein Blick in den Kleiderschrank (der übrigens aus allen Nähten platzte, weil ich wie besinnungslos weiter Kleidungsstücke in meiner Wunschgröße einkaufte, ohne jemals das gewünschte Resultat zu erreichen) zeigte lediglich eines: Ein Kleid sah so sackartig aus wie das andere, ein T-Shirt so schlabbrig-ausgeleiert wie das nächste, ein Gummizugrock so wenig ansehnlich wie sein Nachbar. Nichts passte so richtig, nichts sah wirklich gut aus – wozu sich also Mühe geben? Wenn man mit dieser Einstellung in den Tag startet, ist es ganz und gar unerheblich, ob die Haare ungewaschen bleiben (wozu gibt es Trockenshampoos?), die Haut fahl und ungeschminkt aussieht, die Augen müde und alt in die Welt blicken. Schaut doch eh niemand hin.

Diese Tage gibt es zuhauf, wenn man dick ist – und man muss sie mit allen Mitteln bekämpfen. Lässt man dieses negative Lebensgefühl, das einem jeden Funken Energie entzieht, jedes Quäntchen Lebensfreude nimmt, immer wieder zu, womöglich über viele Tage und Wochen hinweg, ist der Tag der endgültigen Resignation nicht weit. Gottlob sind Dicke fähig, sich immer wieder am eigenen Schopf aus dem tiefsten Loch der Depression zu ziehen. Ich hatte stets erhebliche Probleme, etwas Gutes und Großes in meiner Person zu sehen (geradezu symptomatisch für das gering entwickelte Selbstwertgefühl vieler Dicken), doch heute staune ich rückblickend manchmal, zu welchen Kraftakten ich fähig war. Hut ab vor meiner Leistung!

Ich habe also – wie Sisyphos – immer wieder angefangen, eine Umkehr einzuläuten, den schlampigen, resignativen Phasen trotzig den Rücken zu kehren. Und fühlte mich danach auch prompt besser. Es klingt banal, aber es ist in der Tat ein komplett anderes Lebensgefühl, frisch geduscht, mit geföhnten Haaren, einem dezenten Make-up und ordentlich gekleidet ins Büro zu gehen als wie oben geschildert. Zumal man sich sonst selbst verachtet, sich selbst hasst – der direkte Weg hinein in weiteres Frustessen.

Wer dick ist, ist undiszipliniert

Dicke sind undiszipliniert. Eine solche These kann man munter aufstellen, denn stimmt sie nicht teilweise sogar? Vielleicht, vielleicht auch nicht – es kommt, wie so oft, auf den Blickwinkel der Betrachtungsweise an. Dicke sind aus

Sicht der Dünnengesellschaft deshalb undiszipliniert, weil sie nicht in der Lage sind abzunehmen. Sie haben Vorsätze, gewiss, sie beginnen auch mit Diäten, zweifellos – aber sie haben kein Durchhaltevermögen, keinen Atem. Das ist der Punkt. Sie kommen einfach nie ans Ziel, bleiben damit erfolglos – und das alles nur, weil Dicke keine Disziplin haben. Wenn das so einfach wäre! Dünnen Menschen verzeiht man das Scheitern ihrer Ziele schneller, weil sie agiler und sympathischer wirken. Ist ein Dicker erfolglos, denkt sich jeder sofort automatisch: *Kein Wunder, so wie der/die aussieht!*

Wer meint, abnehmen habe ausschließlich etwas mit eisernem Willen zu tun, irrt. Dicke sind nämlich komplizierter, als die Umwelt annimmt. Ich selbst war als Dicke eine Weltmeisterin im Aufbauen von argumentativen Irrgärten, in denen ich mich am Ende selbst nicht mehr zurechtfand. Ich log mir meisterhaft etwas vor und war sogar in der Lage, mich *dünn* zu sehen (davon später).

Erkennen Sie sich partiell wieder? Und: Dicke sind Getriebene. Sie essen nicht etwa, weil sie undiszipliniert wären, sondern weil sie sich langweilen, mutlos und allein sind, sich ungeliebt und hilflos fühlen, Stress nicht gewachsen sind, keinen Sex haben, isoliert sind (nach innen und außen), sich minderwertig fühlen. Oder, anders ausgedrückt: sich nicht zurechtfinden in ihrem Leben.

Ich selbst habe in den letzten 15 Jahren mehr als 100 Kilo zu- und wieder abgenommen. Nur Betroffene können ermessen, was es an körperlicher Stabilität und Disziplin bedarf, immer wieder – trotz aller Rückschläge – neu zu beginnen. Selbst wenn die Kraft noch so nachlässt und die körperlichen wie geistig-seelischen Ressourcen vermeintlich am Ende sind. Nein, kaum ein dicker Mensch ist undiszipliniert – nichts wäre falscher (und unfairer) als diese Einschätzung. Aber ein Vorurteil dieser Art ist eben so bequem für die Umwelt, nicht wahr? Du bist dick? Dann nimm doch ab! Nichts leichter als das … Merkwürdig übrigens, dass man Drogen- oder Alkoholabhängigen mit sehr viel mehr Verständnis und Nachsicht begegnet als dicken Menschen. Alkohol- und Drogenmissbrauch wird in der Regel als Krankheit eingestuft. Wer zu viel isst, wird hingegen belegt mit stigmatisierenden Vorurteilen: Er ist faul, dumm, hässlich, undiszipliniert und stinkt. So einfach ist das.

Schwarz macht schlank

Ein dicker Mensch kauft entweder ständig ein oder kaum. Diese Beobachtung habe ich im Laufe meines Dicken-Lebens immer wieder gemacht, wobei es hier eklatante Unterschiede im Kaufverhalten zwischen Männern und Frauen gibt. Aber die gibt es ja auch im normalgewichtigen Leben. Ich selbst gehörte zur Kategorie der Immer-Käuferinnen (von Kleidung). Nicht etwa, weil es mir Spaß machte oder ich süchtig nach Neuem war, sondern weil ich ständig und verzweifelt auf der Suche nach etwas Schönem war, das mir vielleicht doch stand. In den Anfängen meiner erheblichen Übergewichtigkeit – Ende der 80er-Jahre, ich war Anfang 30 und das, was man eine *Frau in den besten Jahren* nennt – kaufte ich primär in Kaufhäusern ein, denn zu diesem Zeitpunkt passten mir noch die Größen 46 bis 48. Dennoch: Was ich geboten bekam, war schlicht und einfach eine Katastrophe. Typische Oma-Muster – Blumen, großflächige geometrische Figuren, breite (Quer!!-)Streifen, grauenhafte (bevorzugt glitzernde) Applikationen –, und das alles auf synthetischen Stoffen, in denen man ganz besonders schwitzte. Die Schnitte – immer dasselbe traurige und völlig fantasielose Bild. T-Shirts: runder Ausschnitt, Dreiviertelarm, seitliche Schlitze, sackartige Länge. Röcke: Mehrbahnenröcke, Rundumgummizug, ebenfalls sackartige Länge. Kleider: unaussprechliche Zelte der schlimmsten Sorte. Hosen: Sahen an mir so wenig apart aus wie am Kleiderständer und kamen erst gar nicht infrage. In was immer ich mich hüllte – es sah alles andere als kleidsam aus, mit lediglich gradueller Abstufung. Mal weniger schlimm, mal mehr. Also kaufte ich und kaufte ich – auf der verzweifelten Suche nach dem Besonderen und Schönen. Und nach dem, was mich möglichst unsichtbar machen würde.

Die Bekleidungsindustrie muss dann endlich angefangen haben, Statistiken zu Gewicht, Proportionen und Umfang der Bevölkerung genauer zu studieren. Heraus kam, dass jede dritte Frau Größe 42 (und darüber) trägt. Nach der ersten Schrecksekunde kamen Modedesigner und Marketingstrategen schließlich zu dem Ergebnis, dass dicke Menschen – neben der Tatsache, dass sie schicke Kleidung wollen – auch dicke Gewinnspannen bieten. Und los ging es – Gott sei Dank – mit Spezialgeschäften für große Größen und separaten Abteilungen in Kaufhäusern, die klingende Namen erhielten wie *Big is beautiful, Meine Mode, XXL* und (weniger schmeichelhaft) *Pfundig.* Nach meiner (wie immer subjektiven) Einschätzung gab es in der Pionierzeit der Dicken-Mode durchaus auch schöne Kleidung – abgesehen davon, dass Designer wohl immer davon ausgehen, dass dicke Frauen gleichzeitig Riesinnen sein müssen. Ich bin mit 1,70 Metern sicher keine ausgeprägt kleine Frau, dennoch: Selten bekam ich ein Kleidungsstück, das nicht bis zu den Knöcheln hing. Trotz dieses kleinen Makels (wozu gibt es Änderungsschneiderinnen?) atmeten die dicken Frauen für eine kurze Weile auf – endlich konnten sie in Ruhe ein erstaunlich großes Angebot an Kleidung studieren, das neben der üblichen Oberbekleidung Dessous, Nachtwäsche, Badeanzüge, Strümpfe und Freizeitkleidung mit einbezog. Dass diese Mode auch deutlich teurer war als die *normale* wurde klaglos hingenommen. Die Dankbarkeit der Dicken für die unerwartete Aufmerksamkeit überwog.

Doch die Freude war nur von kurzer Dauer. Wie die Pilze sprossen nun *Spezialgeschäfte für die mollige Frau* aus dem Boden, um am Erfolg der Pioniere teilzuhaben, um einen Teil des appetitlichen Kuchens abzubekommen. Der Markt wurde lukrativer, die Qualität des Angebots eher dürftiger. Nachdem die Frauen die neuen Möglichkeiten begeistert aufgenommen hatten, riss Schlendrian ein. Plötzlich sah man in denselben Geschäften wie früher wieder lieblose Kreationen, Formen und Farben – alles wirkte irgendwie einerlei und uninspiriert. Wenn man wie ich das Glück hat, in einer Großstadt wie München zu leben, sind gute Geschäfte mit hervorragendem Service und perfekter Beratung zu finden, in denen es hochwertige, zeitlose Mode auch gegen den Mainstream des schlechten Geschmacks zu entdecken gibt. Man muss nur wissen, wo man schauen muss – ganz gewiss jedoch nicht in Kaufhäusern oder bei den üblichen *Dicken*-Ketten. Und man muss bereit sein, ein wenig mehr Geld hinzulegen. Doch das *Zuviel* amortisiert sich ganz rasch wieder, da schicke, qualitativ gute Kleidung dem üblichen minderwertigen Ramsch überlegen ist, Modewellen souverän überdauert und sich somit sehr viel länger im Kleiderschrank hält. Leider kam ich erst sehr spät auf diesen Trichter … und so wuchs die Menge der Kleidungsstücke in meinem Viermeterschrank so ins Unermessliche, dass ich im Keller zwei weitere Kleiderschränke aufstellen musste. Trotz dieser Überfülle an Angebot zog ich fast zwanghaft doch immer wieder die beiden Lieblingsstücke an, weil mir das erst neu Gekaufte binnen kurzer Zeit entweder nicht mehr gefiel oder nicht mehr passte.

Geärgert haben mich immer wieder aufs Neue die Kommentare der meist gertenschlanken Verkäuferinnen: *Das schmeichelt Ihrer Figur! – Schwarz macht wirklich schlank – das sieht man an Ihnen! – Wie gut Ihnen das steht – das müssen Sie nehmen! – Gelb ist wieder ganz groß im Kommen – die Farbe für Sie! – Der Dreiviertelärmel kaschiert ideal ein wenig mollige Oberarme!* Undsoweiterundsofort. Und ich sah mein Konterfei im Spiegel, sah eine unattraktive Tonne in einem grauenhaften Ensemble, hätte nur noch heulen können ob des Elends, das mir da entgegenstarrte – und musste mir solch hilflose Kommentare anhören. Ein weiterer Hinweis dafür, dass man Dicke wirklich für beschränkt halten muss.

Meine Lieblingsfarbe in der Dickenzeit war übrigens tatsächlich schwarz – es streckt so schön, vor allem, wenn man durchgehend schwarz trägt. Leider sieht man gleichzeitig aber so aus, als käme man direkt von einer Beerdigung oder als sei man passionierte Gothic-Look-Trägerin.

Blass macht es obendrein … und eben auch ein wenig rabenkrähenhaft traurig. Grau mochte ich zu dieser Zeit auch sehr gerne. Meine Schwester (sehr dünn …) amüsierte sich königlich über meine Kollektion an grauen und schwarzen Röcken. *Den wievielten schwarzen oder grauen Rock hast Du denn nun wieder erstanden?*, fragte sie mich in schöner Regelmäßigkeit. Ein Running Gag eben. Und wer konnte es ihr verdenken? Ich fühlte mich traurig, ich sah in mir lediglich die graue Maus – also kleidete ich mich auch entsprechend.

Auch Unterwäsche war ein düsteres bis desolates Kapitel. Außer mir bekam zwar niemand die Unterkleider zu sehen – es sei denn, ich hatte gelegentlich einen peinlichen Gang zum Physiotherapeuten oder Arzt zu überstehen. Sie – als geneigte Leserin und geneigter Leser – können sich vielleicht vorstellen, was es bedeutet, XXXL-Unterhosen und BH's in Größe 115 D zu kaufen … von *Dessous* kann man in diesem Zusammenhang wirklich nur noch dann reden, wenn man jeglichen Bezug zu Realität und Bescheidenheit verloren hat. Fakt ist: Meine Unterhosen hatten die Ausmaße von Kopfkissenbezügen, meine BH's hätten mühelos etliche Melonen beherbergen können. Und ich fühlte mich darin wie ein Elefant im Ballerinaröckchen … kurz, wie man sich eben fühlt, wenn man sich in derlei Ungeheuerliches gewandet. Später gesellten sich dann zu den klassischen weiß- und hautfarbenen Unterwäsche-Modellen sündige rote und schwarze sowie verspielte pastellfarbene Variationen. Aber ehrlich – und dies ist meine ganz persönliche Meinung: Richtig gut sieht einfach nichts aus auf einem weißen, dicken, wabbeligen Körper.

Ich erinnere mich, einmal von einem Spezialgeschäft für Dessous für *Mollige* (was für eine Verniedlichung der Tatsachen!) zu einer einschlägigen Modenschau geladen worden zu sein. Neugierig ging ich zusammen mit einer Freundin hin, um inmitten anderer beleibter Damen die zu erwartende Dessous-Frühlings-/Sommermode an hübschen Models zu betrachten und auf diese Weise vielleicht doch mal Appetit auf anderes zu bekommen. Drollig zu beobachten: Die Ehemänner oder Partner, sofern vorhanden, ließen sich – sichtlich peinlich berührt und mit rotem Kopf – auf den äußersten Ecken der Stuhlkanten nieder, sozusagen jederzeit fluchtbereit … Dann begann die Show. Nun finde ich es prinzipiell richtig, wenn Mode für Dicke auch an üppigen Models gezeigt wird (richtig dick sind diese Mädchen natürlich nie), dennoch wage ich Zweifel zu bekunden, wenn es um Dessous geht. So wusste ich zu einem gewissen Zeitpunkt nicht mehr, wohin ich aus hochnotpeinlicher Verwirrung schauen sollte. Und ich bin nicht prüde! Es ist eben nicht alles schön, was schön sein soll, aber nicht sein kann. Strapse, gewagte Korsagen und Stringtangas sehen an dicken Menschen – mit Verlaub – einfach nur traurig aus. Wie gewollt und nicht gekonnt. Sie lassen Dicke unfreiwillig komisch aussehen und verfehlen zweifellos ihr Ziel. Ein wenig erinnerte mich das Ganze an frühere Jahrmärkte, wo man Monstrositäten verschiedenster Art zur Belustigung des Publikums zur Schau stellte. Die Faszination des Grauens, darum ging es. Ich höre schon so manchen Kritiker, der mich der Nestbeschmutzung bezichtigt, aber eine Meinung ist eine Meinung. Nicht mehr, nicht weniger. Nur weil man dick ist, muss man nicht alles kritiklos gut finden, was Dicken zum Konsum vorgesetzt wird. Mein Fazit nach dieser Dessous-Show lautete: schöne Unterwäsche – jenseits der hautfarbenen –, nichts dagegen einzuwenden und sehr gerne. Aber sogenannte *Reizwäsche?* Nein, niemals. Als dicker Mensch kann man nicht alles tragen, was es zu kaufen gibt. Dazu gehören neben Dessous hautenge Hosen ebenso wie Miniröcke, Schlauchkleider oder gar Hotpants.

Ich erinnere mich in diesem Zusammenhang an eine weitere Begebenheit, die ich nie vergessen werde. Es war im Jahre 1998. Ich hatte beschlossen, mit meiner Schwester und deren Familie (ich war damals – natürlich! – solo und hatte keinen Partner) vier Wochen mit dem Wohnmobil durch den Westen der USA zu reisen. Schon vor Antritt der Reise galt meine einzige und ganze Sorge der Frage: Was ziehe ich nur an?! Hosen hatte ich nie tragen wollen, in ihnen sah ich aus wie eine Tonne – dabei wog ich zu der Zeit *nur* 114 Kilogramm. Nach langem Hin und Her und Beratungen seitens meiner Freundinnen entschloss ich mich schweren Herzens, doch mehrere (lange) Gummizughosen für die Reise zu erstehen. Schließlich konnte ich schlecht in Rock oder Kleid gewandet im Wohnmobil durch die Wildnis fahren. Ich kann mich noch genau erinnern, dass ich mich von dem Zeitpunkt an, an dem ich das erste Mal eine Hose trug, unwohl fühlte. Das war nicht ich – und außerdem zeigte jeder Blick in den Spiegel, wie *prima* mir Hosen standen. Mein Minderwertigkeitsgefühl stieg ins Unermessliche – aber die Pragmatikerin in mir sagte *okay, da musst du durch,* denn schließlich ging es um banale praktische Überlegungen.

Als wir in Los Angeles ankamen, mussten wir – so die Vorschriften – ein Mal übernachten, ehe wir das Wohnmobil in Empfang nehmen durften. Die Nacht verbrachten wir in einem Hotel nahe am Flugplatz. In der Lobby sah ich eine wirklich unglaublich dicke Frau. Solch dicke Menschen sieht man in Europa selten: unförmig wie ein Wal, kaum noch in der Lage zu gehen, mit kaskadenhaft fallenden Speckrollen – unglaublich, dergleichen hatte ich noch nicht gesehen, jedenfalls nicht leibhaftig. Und – noch unglaublicher: Die Frau trug ein hauchdünnes Schlauchkleid, das sich wie eine zweite Haut an die gewaltigen Speckrollen schmiegte. Ich starrte diese Frau an wie eine Fata Morgana. Und ehe ich diesen Anblick angemessen verdaut hatte, kam die zweite, die dritte, die vierte Erscheinung dieser Art ums Eck, dann ein ganzes Rudel. Das Erstaunliche: Man trug mutig und trotzig einfach alles, was ich mir immer verboten hatte – Miniröcke, hautenge Hosen und Kleider, ausgeschnittene Shirts, ärmellose Kleider, Shorts und – später am Pool – sogar Bikinis. Mir verschlug es schlicht den Atem, und ich schwankte zwischen Bewunderung, Verblüffung, Verständnislosigkeit und blankem Entsetzen. So eine geballte Mischung aus einer *Jetzt-erst-recht-Haltung* und schlechtem Geschmack habe ich seither nicht wieder gesehen. Keiner dieser Menschen dürfte – vorsichtig geschätzt – unter 150 Kilo gewogen haben. Und mir hatte der Gedanke, eine lange Hose tragen zu müssen, vor meiner Reise manch schlaflose Nacht bereitet! Plötzlich sah ich die Dinge mit ganz anderen Augen, und fortan trug ich meine Hosen während des USA-Aufenthalts mit großer Selbstverständlichkeit. Übrigens: Die vielen Super-Dicken trafen sich an jenem Tag zu einer Art Veranstaltung, während der man – ich hatte kurz in die Vorträge hineingehört – nicht darüber diskutierte, ob und wie man abnehmen sollte, sondern lediglich darüber, wie man sich das tägliche Leben erleichtert. Es ging also um praktische Tipps rund um das Leben und den Alltag von Dicken bis sehr Dicken.

Schuhe, ein anderes Thema im Zusammenhang mit Outfit. Noch heute schaue ich unbewusst und schnell auf die Schuhe von Dicken – nicht aus Neugierde, sondern um mich selbst heute noch bestätigt zu sehen, dass Dicke zwangsweise immer das Gleiche kaufen, es sogar tun müssen, wollen sie einigermaßen laufen können. Zeitweise hatte ich bis zu 40 Paar Schuhe im Schrank – wobei ich zugeben muss, dass ich eine Schuhfetischistin war (und immer noch bin). Ich bringe es fertig, mir ein paar sensationelle Schuhe zu kaufen, nur weil sie bildschön sind, nicht etwa, weil ich sie tragen will (oder kann). Und ich habe es schon fertiggebracht – der Gipfel der Schuhverrücktheit –, zwei gleiche Paare zu erstehen: eines zum Tragen, eines zum Bewundern. Wie auch immer. Gute und einigermaßen ansehnliche Schuhe für Dicke zu finden ist ebenso schwer wie wirklich ansprechende Mode.

Schuhe für Dicke unterliegen Regeln: Sie müssen zunächst einen niedrigen Absatz haben, dürfen aber nicht ganz flach sein, um plumpes Watscheln zu vermeiden. Dann benötigen sie als Muss-Ausstattung weiches Leder und ein gutes Fußbett. Sie dürfen nicht zu spitz und nicht zu eng sein. Fasst man all diese Kriterien zusammen, kommt unterm Strich entweder ein Sneaker heraus oder einer dieser orthopädisch korrekten, aber unansehnlichen Omaschuhe. Wie wollen Sie derlei zu einem Kostüm im Büro tragen? Fußschmerzen gehörten für mich zum Traumatischsten, was das Dicksein zu bieten hatte. Selbst mit den bequemsten *Tretern* wurde jeder Stadtbummel oder jede Wanderung, die zwei Stunden überschritt, zur Qual. Gar nicht erst zu reden von stundenlangem Stehen …

Schuhe waren also immer ein Thema. Und auch hier war ich permanent auf der Jagd nach der eierlegenden Wollmilchsau unter den Schuhen: Schön sollte er sein, tragbar, bürotauglich … und eben bequem. Meist mündeten diese Vorgaben in einem zweifelhaften Kompromiss. Meine Mutter hat viele dieser Schuhe geerbt und sie kann sie (altersgemäß) gut tragen …

Stiefel waren ein weiteres leidiges Thema. Spätestens ab Wadenmitte gaben Reißverschlüsse ihren Geist auf beziehungsweise gingen störrisch erst gar nicht zu. Zum Glück gibt es Spezialgeschäfte mit den berühmten *Weitschaftstiefeln* (die meist so aussehen, wie das Wort befürchten lässt) sowie Stiefel aus dehnbarem Textil. Und wenn dies alles nichts half, half eben Trick 17: Man nehme einen langen Rock, ziehe den Traumstiefel an … und lasse dann den Reißverschluss ab der Wadenmitte offen. Sieht ja niemand … es sei denn, man vergisst das ganze Arrangement und schlägt die Beine übereinander. Aber als dicker Mensch ist man ja permanente Selbstkontrolle gewöhnt, sodass derlei Vergehen kaum je vorkamen. Außerdem: Als dicker Mensch ist man erst gar nicht imstande, die Beine übereinanderzuschlagen …

Kurzum: Kleidung und Schuhe für Dicke sind ein Kapitel für sich, dem zu widmen sich lohnt (ich komme später darauf zurück). Denn mit gutem Aussehen – auch wenn es nur die äußere Hülle unserer Persönlichkeit betrifft – steht und fällt unser Selbstbewusstsein, bekommen wir mehr oder weniger Akzeptanz seitens anderer, stehen wir angenehm oder ungünstig im Mittelpunkt. Mit Menschen ist es nämlich fast so wie mit Weihnachtsgeschenken: Eine schöne Verpackung macht das Innere noch wertvoller. In meiner Beratung lege ich immer wieder Wert auf diese Feststellung: Wer nicht abnehmen kann oder will, dessen Haltung sei respektiert. Erwachsene Menschen sollten mündig sein und wissen, was sie tun – vor allem und auch dann, wenn sie über die möglichen Folgen ihres Tuns aufgeklärt wurden.

Das gesamte zweite Kapitel meines Buches soll helfen, mit Vorurteilen aufzuräumen (Sie als dicke Person sind nicht minderwertig!), aber auch die Schattenseiten des Dickseins klar zu zeigen. Tabus – auf welcher Seite auch immer – sind nutzlos. Wer also an seinem Gewicht festhalten will, soll sich zumindest so gut als möglich kleiden und so schön als möglich präsentieren. Beides wird Sie stärken, gelassener, charismatischer und optimistischer auftreten lassen, kurzum, äußerlich wie innerlich attraktiver machen. Und wer weiß? Möglicherweise braucht ein solcher Mensch, der dann zweifellos auch ein positives Feedback bekommt, eines Tages gar nicht mehr so viel zu essen und nimmt – sozusagen auf dem Umweg – ab?

Sex mit Dicken – nur was für Perverse?

Sex mit Dicken? Also wirklich – das ist nur was für Perverse! Diese beiden knappen Sätze schlugen ein wie eine Bombe. Ich saß mit meiner besten Freundin und deren Mann zusammen, einem an sich netten, harmlosen Kerl. Zumindest dachte ich das, bis diese Äußerungen fielen. *Alles, was es zu den Themen Flirten, Balzen und zwischenmenschlichem Geschehen zwischen Mann und Frau zu lesen gibt, trifft definitiv nicht auf Dicke zu!* Na, das sah ja ganz nach einem entspannten, heiteren Abend aus …

Lässt man das Verletzende solcher Äußerungen beiseite, gibt es zunächst eine gute und eine schlechte Nachricht. Zunächst die schlechte: In der Regel ist eine dicke Frau für Männer ein geschlechtsloses Neutrum, ein Möbelstück, etwas, durch das man schlicht und einfach hindurchsieht. Ebenso sind dicke Männer für Frauen (interessant: dicke Frauen inbegriffen!) erotisch auch nicht sonderlich prickelnd, da sie nicht gerade heißblütigen Sex, Potenz und Agilität verheißen. Es sind viele schlaue Bücher zu diesem Thema geschrieben worden: über die genetische Programmierung im Flirtverhalten, warum welche Signale wie aufgefangen werden, warum welche körperlichen Ausstattungen wie beim Gegenüber ankommen, wie die perfekte Frau und der perfekte Mann hinsichtlich des Reproduktionsverhaltens aussehen sollen etc. Das alles kann man nachlesen, zum Beispiel in den Büchern des deutschen Verhaltensforschers und Evolutionsbiologen Karl Grammer[1]. Meine eigenen Erfahrungen sind – all diesen Theorien zum Trotz – mehr als einseitig. Mein Fazit lautet, wenn es um Mann und (dicke) Frau geht, lapidar: Dicke Frauen haben keine Chance beim anderen Geschlecht.

Als dicke Frau – selbst als einigermaßen selbstbewusste dicke Frau – meidet man instinktiv alle Plätze, an denen

---

[1] Signale der Liebe, dtv 2000; Evolutionary Aesthetics, Springer 2003

man wegen seiner Fülle als lächerlich eingestuft werden könnte. So wäre es mir in meiner Dickenzeit niemals eingefallen, allein eine Bar aufzusuchen oder in ein Restaurant zu gehen oder gar allein zu verreisen. Ich hätte mich ständig und immer im Fokus des Interesses gefühlt, belächelt, bestaunt, verachtet. Vor allem Letzteres. Jeden Blick hätte ich nur so gedeutet: *Die kommt doch eh nur (alleine!) hierher, um einen Kerl abzuschleppen. Aber so wie die aussieht, wird ihr das kaum gelingen.* Blicke, die mir in dieser Zeit begegnet sind, habe ich ausschließlich auf meine unförmige Figur bezogen, niemals auf meine Persönlichkeit oder meine gesamte Erscheinung. Ich habe Blicke auf mich also automatisch und grundsätzlich negativ gedeutet – und damit jedes mögliche wirkliche Interesse an meiner Person von vornherein ausgeschlossen. Niemand hatte eine Chance, an mich heranzukommen. Gut gemeinte Komplimente von Freunden, die verzweifelt versuchten, etwas Schönes an mir zu finden und schließlich fündig wurden – *Du hast ein so liebes Gesicht und wunderbare Augen!* – liefen ins Nichts, da ich wusste, dass ein Fremder diese Kleinode inmitten der Körpermassen nicht aufspüren würde. Bei jedem Kompliment unterstellte ich automatisch, dass es sich um leere Schmeichelei handelte und damit wertlos war.

Dicke Frauen werden von ihren Freundinnen sehr geschätzt, vor allem von ihren schlanken. Eine dicke Freundin ist immer eine Garantie, dass man selbst – auch wenn man nicht gerade üppig mit weiblichen Reizen ausgestattet ist – immer noch besser dasteht als die Dicke. Ein Freund berichtete mir, dass dies ein – unter Männern – bekanntes Phänomen sei: So kommt zum Beispiel in eine Diskothek oftmals eine gut aussehende Frau zusammen mit einer unattraktiven. Die Annahme der Männer: Die Schöne fühlt sich schöner, die Hässliche oder Dicke hofft, die von der Schönen verschmähten Männer abzubekommen. Ein großer Irrtum, zumindest, was den zweiten Teil der Annahme betrifft. Die Schöne wird sich zweifellos noch gleißender finden, die Dicke aber wird noch nicht einmal auch nur den Gedanken wagen, sie könne Brosamen abbekommen, sondern sich nur klein, unbedeutend und hässlich fühlen. Wie oft habe ich mir zu meiner Dickenzeit beim Ausgehen mit anderen nur eines gewünscht: Der Abend möge – endlich! – ein Ende haben!

Dicksein rangiert an oberster Stelle der Hässlichkeitsskala – noch weit vor Tränensäcken, Falten, Kurzsichtigkeit, schiefen Nasen, hervorstehenden Höckern, Pickeln, krummen Beinen und anderen körperlichen Kümmernissen. Punkten können dicke Frauen lediglich durch Esprit und Ausstrahlung – doch selbst, wenn sie beides im Übermaß besitzen, werden sie in Gegenwart anderer (durchschnittlicher, aber schlanker) Frauen, auf jeder Party, in jeder Gesellschaft einen schweren Stand haben. Das ist jedenfalls die Regel, doch gibt es ja bekanntlich auch die Ausnahme von der Regel.

Nun also (endlich!) die gute Nachricht. Und diese lautet: Es gibt sie, die Männer, die genauer hinsehen, die unter die Hülle schauen, die auch (!) einer dicken Frau zugeneigt sein können. Leider reicht diese Zuneigung meist nur für Freundschaft aus – aber wenn diese gut ist, ist sie eine durchaus brauchbare Kompensation für Partnerschaft. Ich persönlich hätte in meiner Dickenzeit übrigens auch immer Männer für Sex haben können, aber ich konnte und wollte dies nicht, da ich mich selbst nicht begehrenswert fand und mich niemals vor fremden Augen hätte unbekleidet zeigen wollen.

Nachdem ich sehr abgenommen hatte, erkannten mich manche, die mich lange nicht mehr gesehen hatten, kaum noch wieder. Von zwei Männern, die mich auch in meiner Dickenzeit auf eine angenehm menschliche Weise verehrt hatten, hörte ich Komplimente, die ich nie vergessen werde, weil sie eine ganz und gar einzigartige Aussage implizieren. Der eine sagte: *Sie sind jetzt eine andere, aber immer noch dieselbe.* Die Aussage des Zweiten: *Glauben Sie mir, ich hätte Ihnen auch schon damals gerne meine Briefmarkensammlung gezeigt, aber ich habe mich nicht getraut. Und das ärgert mich bis heute.* Diese beiden Sätze zeigen immerhin, dass ich als Frau wahrgenommen worden war. Sicher, dies sind die berühmten Nadeln im Heuhaufen, die sich nur sehr selten finden lassen, aber immerhin gibt es sie.

Ich hatte in meiner *Dickenzeit* auch *Beziehungen,* aber um ehrlich zu sein: Entweder handelte es sich um Abenteuer mit Männern, die keine wirkliche Bindung eingehen wollten oder konnten, oder aber es handelte sich um Neurotiker. Wenn man Pech hat, gerät man in die Hände eines Fettfetischisten, dem es auch noch Befriedigung verschafft, den ohnehin schon dicken Menschen immer weiter zu mästen, damit dieser seinem sexuellen Wunschbild entspricht. Extremfälle, sicher, aber es gibt sie – und das gar nicht so selten, wie man meinen sollte. Zumal es graduelle Abstufungen gibt, die oft schwer zu durchschauen sind. Wo fängt das *Füttern* und Mästen an, wo hört es auf? Im Grunde beginnt es bereits da, wo Frauen oder Männer – ungeachtet der Dickleibigkeit ihres Partners – fett und üppig kochen und gar nicht daran denken, an der Fettbilanz aktiv etwas zum Positiven zu verändern. Und es hört auf bei den wirklichen Extremfällen, wo vorwiegend Frauen, durch ihr massives Übergewicht ans Bett gefesselt, den Mästereien der sogenannten *Feeder* schutzlos ausgeliefert sind. In den USA ein gar nicht so seltenes Phänomen, wie man hört.

In meiner *Dickenzeit* hatte ich Glück im Unglück. Ich war umgeben von meiner Familie, von einer Handvoll bester Freundinnen und Freunden, die in allen Zeiten unerschütterlich zu mir hielten. Und auch beruflich fühlte ich mich wohl, da man mich dort, wo ich arbeitete, wegen meiner Fähigkeiten schätzte. Mein Übergewicht war kein Thema – und wenn, dann lediglich im Hinblick auf meine Gesundheit.

Es gibt also die Regel, dass eine dicke Frau erotisch ein Neutrum ist, und es gibt die Ausnahme der Regel, die sich meist in Freundschaft manifestiert und – wenn man Pech hat – auch in bizarren Beziehungen der denkwürdigen Art. Fakt ist aber: Dick zu sein und sich gleichzeitig mit allen Sinnen als Frau zu fühlen fällt schwer. Dies hat mit gesellschaftlicher Akzeptanz ebenso zu tun wie mit dem unterentwickelten Körper- und Selbstwertgefühl von dicken Menschen.

Es gab in meiner Dickenzeit bestimmte Ereignisse, vor denen ich panische Angst hatte. Es lief dann immer dasselbe Programm ab, was am Ende einem Ritual gleichkam. Das mit Abstand unangenehmste Szenario hieß: Eine Einladung zu einem Fest flatterte ins Haus. Solange das Fest noch in weiter Ferne lag, war der Gedanke an die Teilnahme daran durchaus erfreulich. Drei Wochen noch bis zum Tag X – genügend Zeit also für eine Crashdiät und das Erstehen eines neuen Kleides. Gerade dieser Druck genügte in den meisten Fällen, dass ich erst recht zu essen anfing und statt abzunehmen immer dicker wurde. Eine Woche verging, zwei Wochen vergingen ... plötzlich waren es nur noch wenige Stunden bis zum Tag X – und alle Pläne waren zunichte. Keine Chance mehr, in ein einigermaßen passables Kleid zu passen – keine Lust mehr auf Menschen und Party, alles war aus. Ich weiß noch, mit welchen Argumenten ich dann kurzfristig absagte: ein beruflicher Termin durchkreuzte (leider, leider) den Abend, jemand aus der Familie kam überraschend zu Besuch – und wenn alle Stricke rissen, rief ich zwei Stunden vorher an und meldete mich krank. Krankheiten kann man ja bekanntlich nicht planen. Danach lag ich apathisch auf dem Sofa, hatte Berge von Essen um mich herumdrapiert, das ich nach und nach verschlang, während ich irgendeine Soap im Fernsehen ansah – und fühlte mich ebenso unglücklich wie schuldig wie minderwertig.

Erheblich unangenehmer waren Anrufe von Menschen, die ich lange Zeit nicht gesehen hatte und die sich mit mir verabreden wollten. Es gab einige Jugendfreunde aus alten Tagen, mit denen ich mich von Zeit zu Zeit (alle paar Jahre) wieder traf – in einen davon war ich sogar seit meinem 16. Lebensjahr schwer verliebt und mochte ihn immer noch sehr gerne, als ich bereits jenseits der 35 war. Unsere gemeinsame Geschichte brandete immer wieder auf, erotisch wie emotional. So traf ich mich mit diesem Mann in losen Abständen alle zwei, drei Jahre. Nachdem er geheiratet hatte, wurden die Abstände größer – doch eines Tages rief er an und wollte mich wiedersehen. Ein Alptraum! Er kannte mich nur als junge, mäßig mollige Frau – und zwischenzeitlich war ich dick geworden. Erstaunlicherweise traf ich mich dennoch mit ihm – und werde nie vergessen, wie seine Mimik entgleiste und er mich fassungslos anstarrte. Seither haben wir uns nicht wieder getroffen … Seine Frau, die mich nie kennengelernt hatte, die aber von unserer langjährigen Freundschaft wusste, meldete sich vor wenigen Jahren bei mir: Besagter Freund wurde 40, und sie hielt es für eine gute Idee, mich als Überraschungsgast einzuladen. Diese Überraschung wäre sicherlich gelungen … ich, als dickes Zirkuspferd aus der Torte springend. Dankend lehnte ich ab …

Abschließend zu diesem Kapitel noch einige Aussagen von Männern, die ich befragte. Ich wollte wissen, aus welcher Motivation heraus sie niemals eine dicke Frau als Partnerin akzeptieren würden. Die am häufigsten genannten Antworten liste ich hier auf – lasse sie aber bewusst unkommentiert, da sie für sich sprechen:

- *Eine dicke Frau an meiner Seite verringert meine Außenwirkung.*
- *Mit einer Dicken kann ich keinen Staat machen.*
- *Mit einer Dicken kann ich mich unter anderen Männern nicht sehen lassen, sie ist einfach keine vorzeigbare Trophäe. Mit einer Dicken kann man sich nicht schmücken.*
- *Fett wirkt unappetitlich. Ich stelle mir immer vor, was die Frau tun muss, um das Scheuern der Schenkel und um Pilze unter den Brüsten zu vermeiden. Das turnt ab.*
- *Dicke Frauen riechen überall unangenehm.*
- *Dicke Frauen bieten nichts fürs Auge. Sie sind ästhetisch einfach kein erfreulicher Anblick.*

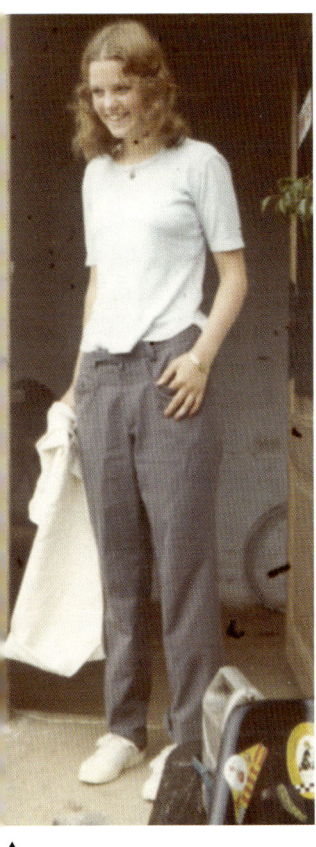

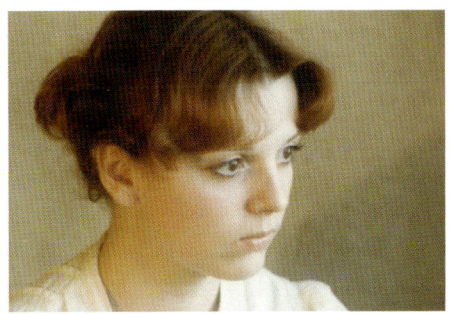

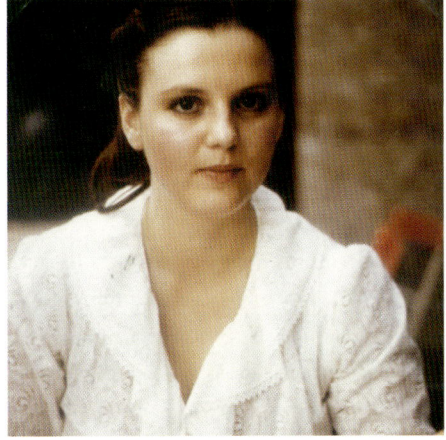

▲

Mit süßen 17 ist alles noch im grünen Bereich. 57 Kilo und die Welt ist in Ordnung. Auf dem Foto sieht man mich auf einem Reiterhof in Spanien in einer von einem Stallburschen geliehenen Hose. Ich fühle mich wohl – aber meine innere Stimme sagt, ich sei schon zu dick. Diesen Tick hatte ich zu dieser Zeit meiner Umwelt zu verdanken, die immer wieder unüberlegte Bemerkungen in diese Richtung machte.

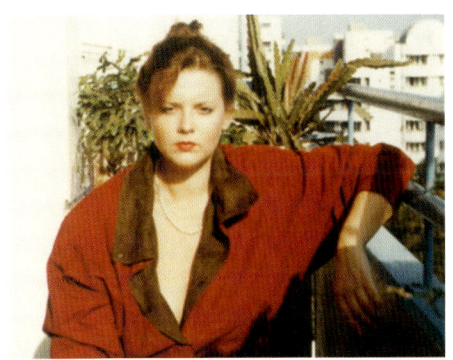

▲

Zwischen 20 und 28 Jahren – das Gewicht steigt langsam, aber stetig. Noch kein Drama in Sicht. Ich fühle mich aber unwohler in meiner Haut und ganz sicher immer zu dick. Man sieht das auch am kriegerischen Gesichtsausdruck, den ich in dieser Zeit auf den meisten Fotos zeige.

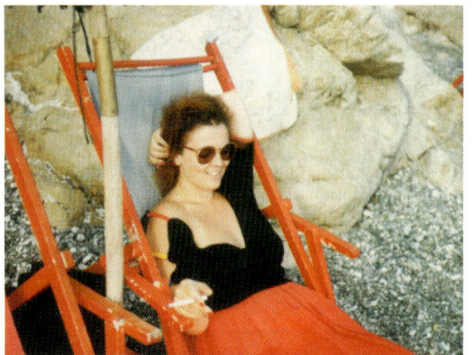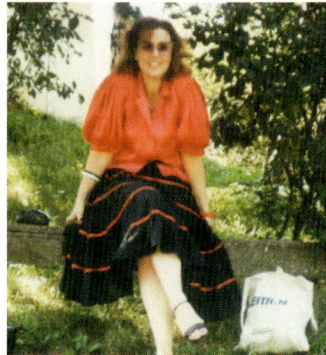

▲ Ich zähle 29 Jahre und wiege mittlerweile knapp 80 Kilo. Auf den Fotos sieht man mich in Italien im Urlaub. Noch ist die Welt weitgehend in Ordnung, auch wenn ich mit den ersten Fressphasen lebe, die in dieser Zeit ihren Anfang nehmen.

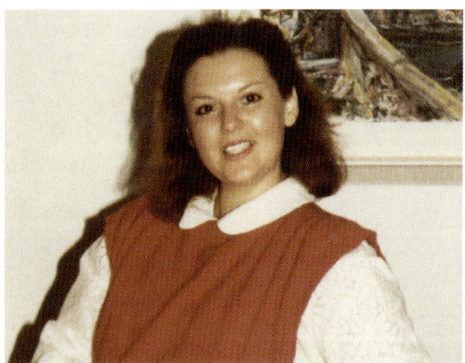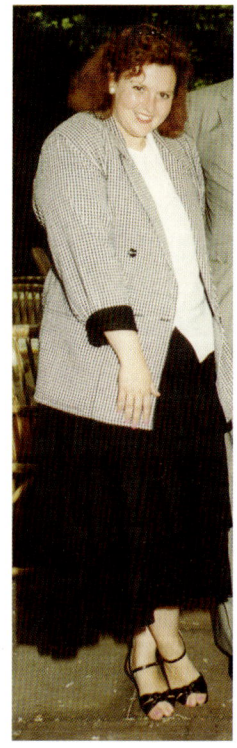

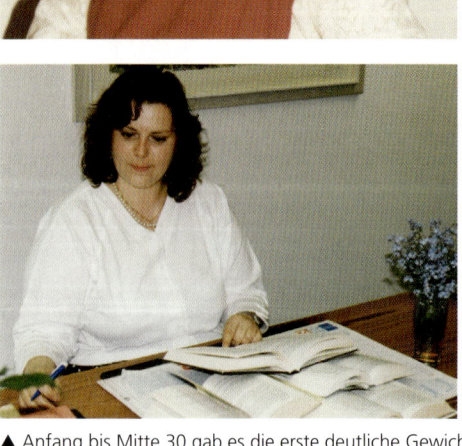

▲ Anfang bis Mitte 30 gab es die erste deutliche Gewichtsexplosion. Nachdem ich vor den Trümmern meiner ersten großen Liebe stand, entschloss sich mein Unterbewusstsein offenbar dazu, sich einen Schutzwall zuzulegen. Auf den Fotos sieht man mich – übrigens: wie immer, gut gelaunt nach außen hin … – im Büro und unterwegs.

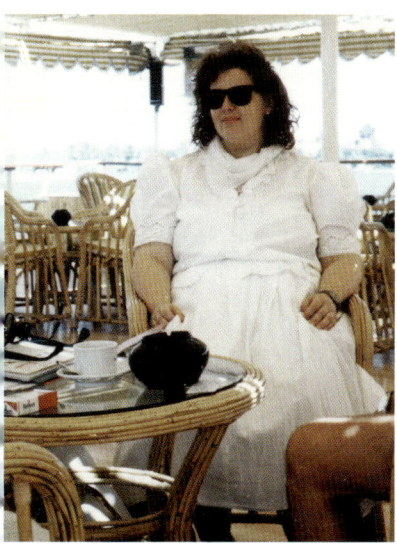

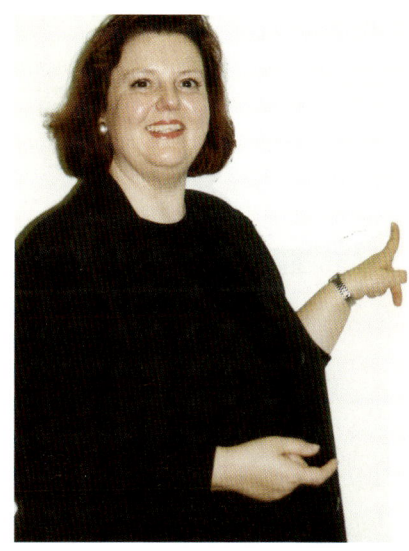

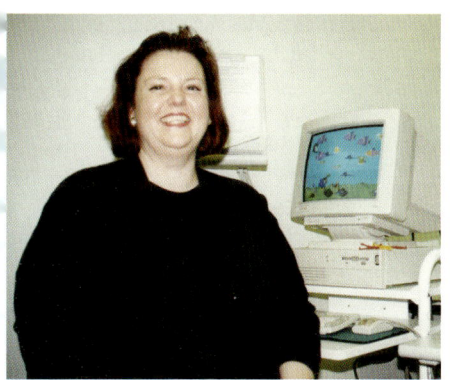

Nun wird es überdeutlich: Mein Gewicht marschiert unaufhörlich der 100-kg-Grenze zu – und hat diese mit meinem 40. Geburtstag überschritten. Die Fotos zeigen mich im Alter von 37 bis 40 Jahren, in einer Phase also, in der ich wegen der Promotion (nebst Berufstätigkeit) extrem belastet war. Und das führte – neben anderen Gründen – zu einem verstärkten Esszwang.

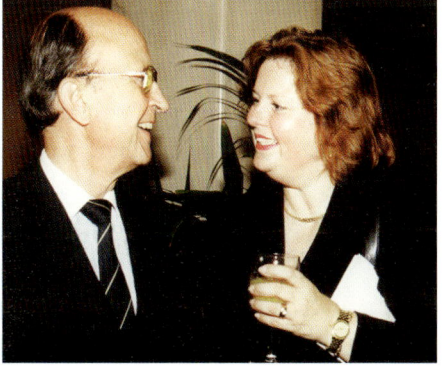

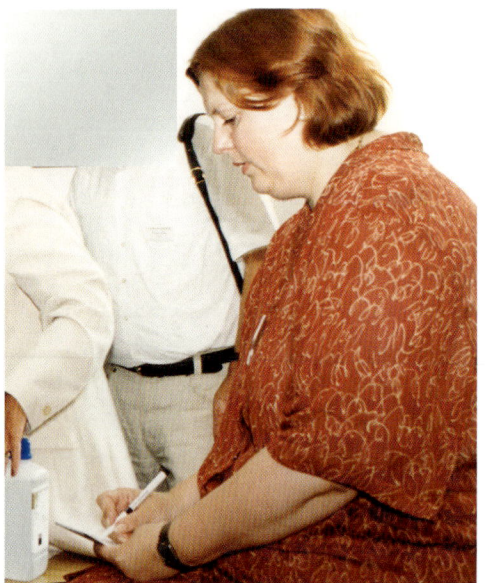

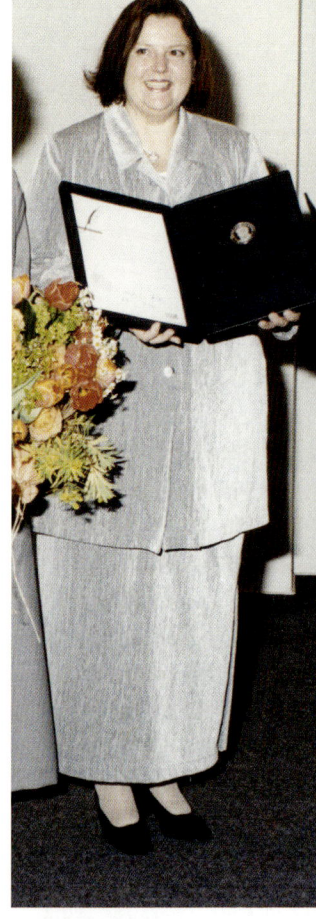

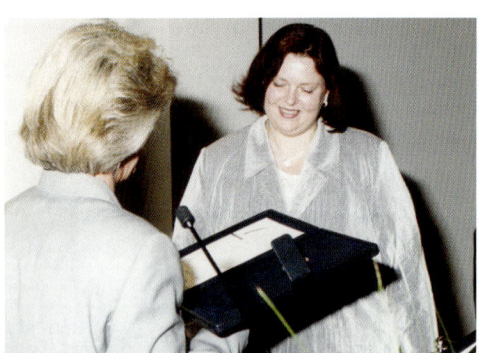

Ab Anfang 40 bin ich dann fett. Ich wiege zeitweise 110 Kilo (und mehr) – der Damm ist gebrochen. Auf den Fotos sieht man mich in geschäftlichen Situationen: bei einer Lehrveranstaltung in Weimar sowie bei einer Preisverleihung in Hanau. Überall hatte ich dasselbe Problem: Wo finde ich geeignete Kleidung, die mich so wenig unförmig als möglich aussehen ließ … den Erfolg dieser Bemühungen sehen Sie auf den Fotos.

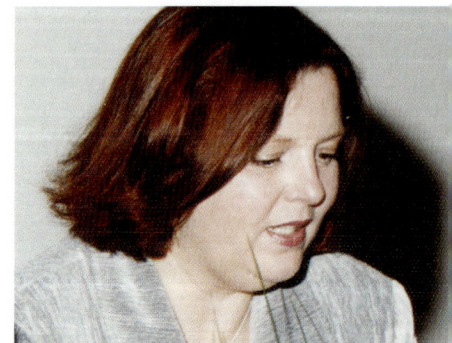

- *Ich frage mich unwillkürlich: Wie kann man ernsthaft guten Sex mit einer Dicken haben? Die erotischen Möglichkeiten sind doch zwangsläufig eingeschränkt.*
- *Der Anblick eines dicken, wabbeligen Körpers ist einfach nicht der eigenen sexuellen Lust förderlich.*
- *Mich würde es stören, dass sich jeder beim Anblick eines schlanken Mannes und einer dicken Frau unwillkürlich fragt: Wie treiben es die beiden? Ich habe Angst davor, als pervers abgestempelt zu werden.*
- *Es ist zwar bekannt, dass in der Partnerwahl in der Regel nicht extrem schlanke Frauen das Rennen machen, sondern solche mit etwas mehr auf den Hüften. Aber mollig und fett ist eben ein großer Unterschied! Und fette Frauen sind einfach ätzend.*

Dicke sind nicht taff! Oder doch?

Was haben Helmut Kohl, Ottfried Fischer, Joy Flemming, Montserrat Caballé, die Weather Girls, Hermes Phettberg, Marianne Sägebrecht, Dirk Bach und der vor Kurzem verstorbene Luciano Pavarotti gemeinsam? Richtig: die Prominenz und das Dicksein. Um ehrlich zu sein: Ich musste doch recht lange überlegen, ehe mir wirklich dicke Personen des öffentlichen Lebens einfielen. Am ehesten fündig wird man noch bei Opernsängerinnen und -sängern (sie brauchen *Resonanzboden* – obgleich es auch ganz ohne geht, wie es die moderne Generation von Opernsängerinnen à la Anna Netrebko und Co. vormacht) und im komischen Fach. Komiker wirken eben noch komischer, wenn sie irgendein körperliches Kümmernis mitbringen: abstehende Ohren machen sich ganz gut, krumme Nasen auch oder eben dicke Bäuche. Ist ein Komiker so ausgestattet, lacht Otto Normalverbraucher beim Anschauen von Klamauksendungen nochmals so gerne. Dicke Politiker gelten als gemütlich, bullig und stabil. Aber auch als wenig agil – in jeder Hinsicht. Also als phlegmatisch. Auf den Chefetagen der Wirtschaft wird man lange nach Dicken suchen müssen, sie sind zweifellos out. Auf diesem Parkett – ebenso wie auf dem diplomatischen oder blaublütigen – ist es ein absolutes No-go, übergewichtig zu sein. Im Zeitalter des schönen Scheins muss, wer zur Elite zählen will, schön und schlank und fit aussehen. Ein Topmanager gefährdet seine Aussichten, wenn er nicht sportlich-dynamisch-agil daherkommt. Mustergültig getrimmte Körper lassen auf die Qualitäten der Macher schließen. Ausnahme: das Sportbusiness, wo man mit gestandenen Kerlen à la Reiner Calmund auch im Management bestehen kann. Überall sonst im Beruf gilt, dass Dicksein, überdurchschnittliche Leistungen und permanente Medienpräsenz nicht zusammenpassen. Oder doch? Denken wir an Oprah Winfrey, die große US-Entertainerin und berühmteste Talkmasterin der Welt, die in ihren besten Zeiten stramme 100 Kilo auf die Waage brachte. Und in dieser Phase nicht weniger gut war als heute, da sie 40 Kilo abgenommen hat. Sie wurde in den USA das Vorbild für viele Frauen, in ihren dicken wie dünnen Zeiten.

Im ganz gewöhnlichen Leben, abseits von Glamour und Showbiz, begegnet man ihnen öfter, den Dicken. An der Kasse im Supermarkt, hinter dem Postschalter, in Büros aller möglichen Einrichtungen. Sie erledigen ihre Arbeit so gut wie ihre dünnen Kollegen; auch die krankheitsbedingten Fehltage bewegen sich in ähnlichen Grenzen – so Statistiken von Krankenkassen. Natürlich gibt es etliche Berufe, die für Dicke nicht geeignet sind. Hier legen sich dicke Menschen selbst Schranken auf. Überall da, wo Schnelligkeit, Beweglichkeit und körperliche Belastbarkeit einen hohen Stellenwert einnehmen, werden es Dicke schwer haben. Das beginnt beim Post austragen, geht über den Dienst über den Wolken als Pilot oder Stewardess und endet bei Notarzt-Teams. Die Beispiele ließen sich beliebig fortsetzen.

Eines ist uns allen – und sicher auch den Arbeitgebern – klar: Dicke sind per se – also einfach nur, weil sie dick sind – nicht mehr oder minder intelligent als ihre dünnen Kollegen. Dennoch haben dicke Menschen oft weniger Erfolg. Sie tun sich schwerer, die Stufen der Karriereleiter emporzusteigen und sich dann auf dem Plateau zu halten, auf dem die Luft bekanntermaßen dünn ist. Frauen müssen in der (immer noch) von Männern dominierten Berufswelt doppelt so gut sein wie ihre männlichen Kollegen, heißt es. Dicke Frauen müssen demnach dreimal so gut sein, um vorwärts zu kommen. Das Handicap der Dicken ist, dass sie als weniger leistungsstark und dynamisch eingestuft werden und darüber hinaus nicht einmal die weibliche Attraktivität als durchaus gängige Waffe im Geschäftsleben einsetzen können. Dicke Frauen können in Führungspositionen somit nur durch zwei Dinge überzeugen: durch Leistung und Kompetenz – beides möglichst im Übermaß. Vor allem dann, wenn ein Dünner als Gegenspieler auftritt.

Die Probleme beginnen jedoch bereits beim Vorstellungsgespräch. Wer sich in Größe 58 um einen Spitzenjob bewirbt, der wird – ich wette mit Ihnen – vermutlich nicht einmal die erste Hürde nehmen. Es wird jemanden geben, der dieselbe Qualifikation hat wie die dicke Person – und damit ist sie aus dem Rennen. Einfach nur, weil sie dick ist – das ist so einfach wie hart wie realistisch. Der im Grundgesetz verankerte Gedanke von der Gleichheit aller Menschen bekommt einen bitteren Beigeschmack. Zwischenzeitlich gibt es zwar das von Arbeitgebern gefürchtete Anti-Diskriminierungsgesetz, aber nur, wer sich wehrt, wird es anwenden können. Wo kein Kläger, da keine Anklage. Und dicke Menschen klagen typischerweise nicht andere an, sondern sich selbst.

Dicke werden überall in der Gesellschaft diskriminiert, besonders aber in der Arbeitswelt. Studien in den USA zeigen, dass dicke Studentinnen und Studenten – trotz gleicher Qualifikation wie die ihrer dünnen Mitbewerber – weniger häufig von Elite-Universitäten aufgenommen werden. Das setzt sich später fort in den Personalbüros. Dicke werden schlechter bezahlt und schneller gefeuert.

Wer dennoch dicke Mitarbeiter einstellt, wird gute Gründe haben. Ich habe etliche Arbeitgeber nach ihrer Motivation gefragt, warum sie dicke Mitarbeiter eingestellt haben oder ob sie welche einstellen würden. Hier die Top Ten der Antworten – auch diese unkommentiert:

- *Dicke haben deutlich mehr Angst als andere, arbeitslos zu werden. Das kann man zweckmäßig nutzen.*
- *Dicke haben häufig kein Privatleben, arbeiten dadurch länger und motivierter.*
- *Dicke stehen ständig unter dem Druck, besser zu sein als andere – ein Potenzial.*

- *Dicke sind bescheiden und haben ein unterentwickeltes Selbstbewusstsein. Sie trauen sich deshalb eher selten, um Gehaltserhöhungen zu bitten.*
- *Dicke sorgen nicht für Unruhe unter gleichgeschlechtlichen Kollegen, da sie außer Konkurrenz stehen.*
- *Dicke sind leichter zu Loyalität zu erziehen, wenn man ihnen Zuneigung, die sie anderweitig nicht bekommen, vorgaukelt.*
- *Dicke sind dankbar für jede noch so kleine Zuwendung.*
- *Dicke sind zuverlässig und opfern sich gerne für die Firma auf.*
- *Dicke identifizieren sich voll und ganz mit ihren Aufgaben, da sie außerhalb der Firma meist keine Erfüllung finden.*
- *Dicke flirten nicht und stören so nicht den Betriebsfrieden.*
- *Dicke werden seltener schwanger.*
- *Dicke sind überall gut einzusetzen. Ausnahme: repräsentative Aufgaben.*

Dass eine dicke Frau erfolgreich sein kann, ist selbstverständlich auch möglich. Aber – seien wir ehrlich – das ist eher die Ausnahme. Ich selbst gehörte zur Spezies der erfolgreichen dicken Frau, hatte aber oft Probleme mit meiner Führungsrolle. Als ich mit 42 Jahren zur Redaktionsdirektorin befördert werden sollte (mit damals mehr als 100 Kilo), zierte ich mich heftig. Ich fühlte mich nicht stark genug, nicht gut genug – das ewig gleiche Lied der Dicken wurde wieder einmal angestimmt. Nämlich das des Minderwertigkeitsgefühls. Ich war damals nicht in der Lage, einen objektiven Blick auf meine Leistungen zu werfen – das mussten andere tun. Kritisierte mich jemand, so war das in Ordnung.

Bekam ich hingegen Lob und Anerkennung, konnte

mich dies völlig aus der Bahn werfen. War es wirklich möglich, dass man mich meinte?!

Dieser immerzu vorhandene Selbstzweifel, diese nagende Selbstkritik hatte natürlich auch, wenn man so will, positive Seiten. Sie trieben mich an zu immer besseren Leistungen, forderten mich gelegentlich bis zur Grenze des Machbaren. Ich musste mich stets neu beweisen, immer besser sein. Das gipfelte dann eines Tages in der Entscheidung, neben meinem Beruf als Redakteurin noch zu promovieren. Ich fasste diesen Entschluss – nach langem Hin und Her und Für und Wider – und hielt ihn dann eisern durch. Trotz aller Mühsal, trotz sieben langen Jahren Arbeit an der Uni, trotz kaum Freizeit. Ich zeigte es ihnen allen, wozu ich in der Lage war. Und ich schloss die Promotion ab mit *magna cum laude.* Heute weiß ich natürlich, dass ich nichts anderes suchte als Lob und Liebe – all das, was ich im Privaten nicht fand. Ich war geradezu süchtig nach Anerkennung (übrigens ein häufiges Symptom zahlreicher Essgestörter) und hatte endlich einen Weg gefunden, diese Anerkennung im Übermaß zu bekommen und sie durch das Geleistete auch annehmen zu können. Nachdem ich die Doktorarbeit eingereicht hatte, Prüfungen und das Rigorosum erfolgreich bestanden hatte – war ich endlich einmal stolz auf mich. Aber eigentlich vor allem, weil andere stolz auf mich waren. Meine Familie, meine Eltern, meine Freunde, meine Bekannten – allen flößte die Energieleistung Respekt ein. Und ich? Ich muss zugeben, dass der Höhenflug nicht allzu lange anhielt, denn auch das höchste Maß an Anerkennung schwindet mit der Zeit ... und dann? Ich konnte ja nicht wirklich noch die Habilitation anpeilen, um noch größere Bewunderung einzuheimsen ...

Was bin ich heute froh, dass ich endlich ein anderes Bewusstseinsstadium erreicht habe. Heute sehe und erkenne ich, dass ich um meiner selbst geliebt werde und nicht mehr deshalb, weil ich etwas besitze, etwas leiste oder etwas darstelle. Zumindest trifft dies auf jene Menschen zu, die mir wichtig sind. Und darauf allein kommt es an.

Die Promotion war für meine Karriere allerdings ein wichtiger Baustein. In einem Wissenschaftsverlag macht es sich einfach gut, wenn man den Doktortitel vorzeigen kann. So gingen die weiteren Karriereschritte fast wie von selbst: Ich wurde zur Chefredakteurin ernannt, dann abgeworben von einem anderen Verlag, in diesem Verlag Chefredakteurin und schließlich Redaktionsdirektorin. Ein steter Weg nach oben. Und das Beste: Meine Arbeit ist gleichzeitig auch Berufung. Ich hätte niemals etwas anderes sein wollen als Journalistin. So hatte ich wenigstens auf diesem Feld Erfüllung.

Was hat sich heute – beruflich gesehen – verändert im Vergleich zu meiner Dickenzeit? Ich bin das, was ich früher nicht war, und habe etliche, für meine Führungsposition wesentliche Eigenschaften hinzugewonnen: Ich bin deutlich stressresistenter und gelassener geworden. Ich habe entdeckt, dass es neben dem Beruf ein weiteres Leben gibt – ohne dass diese Erkenntnis dem Beruf seine Bedeutung nähme. Ich bin glücklicher, fröhlicher, entspannter – das alles kommt auch meiner Arbeit zugute. Und noch etwas stelle ich fest: Wo immer ich hinkomme, stehe ich (ungewollt) im Rampenlicht. Die immer gleiche Frage, die ich zu hören bekomme: *Wie haben Sie es nur geschafft, so viel abzunehmen?* Und nun, nach Jahren, immer häufiger: *Wie schaffen Sie es nur, Ihr Gewicht so gut und so lange* zu *halten?* Ich hoffe, all diesen Menschen mit diesem Buch eine Antwort zu geben.

Seit ich wieder normalgewichtig bin und eine attraktive Frau (so die anderen), werde ich auch deutlich öfter eingeladen – mein Gesicht ist heute sicher gefragter als noch vor etlichen Jahren. Und das, obgleich ich vor Kurzem 50 Jahre alt geworden bin.

Als Blicke mich noch (fast) töten konnten

Was waren sie mir verhasst – diese Blicke, die mich immer wieder trafen, als ich dick war. Überall wurde ich angeglotzt: in der S-Bahn, auf der Straße, in Geschäften, im Flugzeug, in Restaurants (da ganz besonders, nach dem Motto *Muss die fette Wachtel denn noch mehr fressen?*), im Schwimmbad sowieso – einfach überall da, wo Menschen waren. Am Anfang des Dickwerdens waren die Blicke noch eher neutral. Später aber, als ich wirklich fett geworden war, drückten die Blicke unmissverständlich Ekel und Verachtung aus, Abscheu und Verständnislosigkeit, Neugierde und Distanzlosigkeit.

Nun ist es bekannt, dass der (fixierende) Blick auf Menschen eine sehr sensible Angelegenheit ist. Die Macht des Blickkontakts entfaltet sich nicht allein durch das Sehen, sondern durch das von fremden Augen abzulesende Wissen, dass der Angeblickte dies registriert. Das bedrohliche oder dreiste Anstarren eines Menschen beruht auf einem archaischen Ritual, das früher als Machtkampf, heute durchaus als soziale Konfrontation, als Provokation verstanden werden darf. Nicht umsonst gibt es Redewendungen wie *Ihre Blicke kreuzten sich wie Klingen* oder *Sie durchbohrten sich mit Blicken.*

Wer länger als wenige Sekunden aufdringlich angeschaut, ja angestarrt wird, hat nur zwei Möglichkeiten: Entweder er schaut (in einer Art Demutsgeste) weg und ist damit also besiegt, oder aber er schaut kriegerisch und aggressiv zurück – bis derjenige den Blick senkt, der ihn zuerst dreist auf einen selbst gerichtet hat. Dies ist ein archaisches Augenduell, das in allen Kulturen der Welt in ähnlicher Form vorkommt. Blicke werden als stumme Attacke interpretiert, als Spiel der Kräfte, als subtiler Machtkampf. Als ich gewahr wurde, dass mich viele Menschen anstarrten, reagierte ich zunächst mit großer Unsicherheit. Zumal ich mich nicht so dick sah, wie ich eigentlich war. Wenn ich heute Fotos von mir sehe, auf denen ich mit nahezu 130 Kilo abgelichtet bin, so sehe ich, wie unglaublich dick ich wirklich war. Damals war mir das nicht bewusst, obgleich ich geradezu zwanghaft in jeden Spiegel sah.

Ja, ich war dick, aber doch nicht so, dass man mich anstarren musste wie ein exotisches Monster oder ein Alien von einem fernen Planet! Mit Blicken, die wie tausend Nadelstiche stachen. Anfangs machte ich mir noch die Mühe, die auf mich gerichteten Blicke zu deuten – je mehr ich erkennen musste, was sie mir sagten, desto kleiner fühlte ich mich. Dies führte eine Weile dazu, dass ich den Blick gar nicht mehr erhob und mit gesenkten Augen durch die Welt ging. Nachdem dieses Verhalten jedoch diametral meiner eigentlichen Haltung gegenüberstand, ging diese demütige Variante nicht lange gut – und ich hob ihn wieder, meinen Blick. Dieses Mal kampfbereit. Und auch in dieser Hinsicht schoss ich oft übers Ziel hinaus. Ich war einfach zu verletzt, um noch differenzieren zu können, ob mich jemand einfach nur gedankenlos ansah oder mich bewusst anstarrte. Ich erinnere mich in diesem Zusammenhang an eine kleine Episode. Ich war gerade dabei, in meinen Wagen zu steigen, der vor dem Haus geparkt war. Eine alte, alleinstehende Dame, die vis-a-vis wohnte, schaute neugierig aus ihrem Garten zu mir herüber (heute denke ich: sicher nur, weil sie eben alles neugierig beobachtete, was sich um ihr ereignisloses Leben drehte). Als ich diesen unverhohlen direkten Blick sah, brannten sämtliche Sicherungen in mir durch. Ich schlug die bereits geöffnete Wagentür wieder zu, ging auf die alte Frau los und schrie sie an: *Habe ich eigentlich die Pest? Sagen Sie mir, weshalb Sie mich so unverschämt anstarren!* Die alte Frau schaute mich völlig verdattert, aber auch sehr erschrocken an, ließ die Harke fallen, mit der sie das Gartenbeet bearbeitet hatte, und flüchtete ins Haus. Seitdem nimmt sie Reißaus vor mir, wann immer sie mich sieht. Bis heute. Natürlich tat mir mein Verhalten schnell leid, aber damals konnte ich einfach nicht anders, als so zu reagieren. Ich hatte es so satt, immerzu im Mittelpunkt zu stehen, so als hätte ich eine ansteckende Krankheit.

Heute beobachte ich mich umgekehrt. Wie reagiere ich, wenn ich einen dicken Menschen im Straßenbild sehe? Ganz klar: Ich bin interessiert an allem, weil ich einst selbst dick war. Was trägt dieser Mensch? Welche Art von Kleidung, welche Schuhe? Wie ist er frisiert und geschminkt? Wie bewegt er sich? Hat er in etwa die Gewichtsklasse wie ich damals? Dieses *Damals* liegt nun über vier Jahre zurück und dennoch kommt es mir so vor, als sei alles erst gestern gewesen. Aber eines kann ich ehrlich sagen: Wenn ich dicke Menschen anschaue, dann tue ich es diskret, und wenn sich wirklich einmal unsere Blicke kreuzen, so hoffe ich, dass diese Menschen die Seelenverwandtschaft in meinen Augen lesen können, die Empathie, die ich für sie empfinde. Heute und für alle Zeiten.

Halbgötter in Weiß – Prädikat mangelhaft

Als *pädagogisch wertvoll* empfand ich als Dicke auch meine regelmäßigen Besuche beim Arzt. Als ich sehr übergewichtig geworden war, musste ich verhältnismäßig häufig zum Arzt. Nicht weil ich ernsthaft krank gewesen wäre, sondern weil ich zu der Zeit deutlich anfälliger für Erkältungskrankheiten war, für Angina, für Rückenbeschwerden und ähnliche Malaisen. Und, glauben Sie es? Selbst wenn ich lediglich an einer Blasenentzündung litt, endete das Gespräch mit dem Arzt mit Garantie bei der (sicher gut gemeinten) Empfehlung, doch endlich – meiner Gesundheit zuliebe – abzunehmen. Alles und jedes wurde auf mein Übergewicht geschoben. Natürlich war und bin ich weder blind noch blöd und wusste damals selbst sehr genau, dass orthopädische und sicher auch die einen oder anderen internistischen Probleme vom Übergewicht herrührten. Aber man konnte doch nicht alles auf das Dicksein zurückführen! Einen Hautausschlag ebenso wenig wie das erwähnte Blasenproblem.

So wie nicht automatisch jede Erkrankung eines Alkoholikers oder Rauchers ein sekundäres Begleitsymptom seiner Sucht bedeuten muss. Mich reizte diese offen demonstrierte Ignoranz der meisten Ärzte zur Weißglut, und wenn ich heute mit dicken Menschen spreche, höre ich immer noch dieselben Klagen aus deren Mündern. Das Ende des Liedes? Die meisten dicken Menschen verweigern sich. Sie stellen Arztbesuche – wann immer es geht – ein, um sich dem lästigen Missionarseifer zu entziehen.

Wer wegen seines Gewichtsproblems zum Arzt geht – in der ja nicht völlig abwegigen Hoffnung auf Hilfe –, kommt meist vom Regen in die Traufe. Respektlosigkeiten sind an der Tagesordnung. Gute Ratschläge auch: *Nehmen Sie doch endlich ab – das ist doch wirklich nicht so schwer!* Viele Ärzte stufen ihre übergewichtigen Patienten übrigens als willensschwach und hässlich ein – *gute* Voraussetzungen für eine vertrauensvolle Kooperation. Immer wieder durchlief ich dasselbe lieblose Prozedere: EKG, Blutabnahme, inquisitorische Fragen zur Lebensführung, zur Ernährung. Lagen dann die Ergebnisse vor, triumphierende Blicke und besorgte Kommentare. Alles lag im Argen: die Blutfettwerte deutlich zu hoch, ebenso die Leberwerte, der Blutdruck über der zulässigen Grenze – das war nun die Quittung für den frevelhaften Umgang mit dem eigenen Körper. Hier stand es schwarz auf weiß. Der überlegene Sieg der medizinischen Diagnostik war total. Selbst saß man da wie ein Häuflein Elend, gelobte zum x-ten Mal Besserung (nahm sich aber insgeheim lediglich vor, nie wieder diese Arztpraxis zu betreten) und schaltete bei den unvermeidlichen, langatmigen und tausend Mal gehörten Belehrungen auf Durchzug.

Nützliche und verwertbare Hilfestellungen gab es so gut wie keine. Psychologisch kluger Rat? Fehlanzeige! Manchmal drückte mir der Arzt einen werbeträchtigen Diätratgeber irgendeiner Pharmafirma in die Hand, mal eine Allerweltsinfobroschüre zu einem neuen Lifestyle-Medikament, das beim Abnehmen Wunder vollbringen soll, oder einen Flyer, der Binsenwahrheiten über richtige und falsche Ernährung beinhaltete. Mit anderen Worten: Man bekam weder empathische Zuwendung noch wirkliche Motivation noch sinnvolle Informationen – kurzum, nichts, was einen dicken Patienten auf irgendeine Weise hätte weiterbringen können. Jeder dicke Mensch, so meine Erfahrung, kennt sich mit sämtlichen Diäten, Kalorien (oder Joule) theoretisch hervorragend aus, oft teilweise besser als jeder Arzt. Nur: Umsetzen kann (oder will) er dieses Wissen nicht – und das ist der eigentliche Knackpunkt. Warum die meisten Ärzte dies ignorieren, ist mir schleierhaft. Ignoranz ist in diesem Kontext sicher ein Thema. Und der dicke Patient ist ja auch ein geduldiger Patient. Bis zu dem Zeitpunkt, wo ihm der Geduldsfaden reißt.

Ist der bockige, unbelehrbare, dicke Patient nicht im Guten zu überzeugen, wird gerne der moralische Knüppel aus dem Sack geholt. Es gibt heute doch tatsächlich immer noch Ärzte, die überzeugt davon sind, dass es psychologisch vertretbar sei, dicke Patienten kurzerhand mit den Konsequenzen ihrer hemmungslosen Fresserei zu konfrontieren, und das so schonungslos wie irgend möglich. Das hörte sich dann in etwa so an: *Wenn Sie nicht sofort aufhören mit der Völlerei, werden Sie sehr bald eine sehr schwere Krankheit davontragen und – wenn Sie Pech haben – sogar daran sterben.* Na und? Was geht das dich an?, dachte ich mir bei solchen Vorhaltungen im Stillen. Hat irgendjemand schon einmal von einem Menschen gehört, der gesund gestorben wäre? Na also! Diese angsterzeugende Taktik hatte bei mir so wenig Erfolg, als hätte man einem Junkie damit gedroht, der nächste Schuss würde der letzte sein. Zumal jene Krankheiten, die unbestritten aus dem Übergewicht resultieren, völlig unspektakulär daherkommen. Alles geht geräuschlos, unbemerkt, schmerzlos vor sich – erst wenn es schon fast zu spät ist, sind die Symptome spürbar. Dem Arzt bringt die Angst, die er bei einem dicken Patienten generiert, zunächst eines: Profit. Je ängstlicher der Kranke um seine Gesundheit bangt, desto häufiger wird er im Wartezimmer sitzen – die Angst wird also zum Bestandteil des therapeutischen Konzepts. Irgendwann schlägt die Angst jedoch in die sogenannte *Non-Compliance* um, wie es im Fachjargon heißt. Will heißen: Ängstliche Patienten wenden der Praxis den Rücken zu; sie mögen sich weder Vorwürfe noch düstere Prognosen anhören, sie flüchten sich in die Verdrängung. Sie blenden Unangenehmes aus, verschwinden einfach und versuchen es woanders (wenn überhaupt) erneut. Der ursprüngliche Profit wird nun zum Flop für den Arzt.

Was mich immer wieder überrascht, auch irritiert hat, war, dass der überwiegende Teil der Ärzte Übergewicht als ein rein physiologisch-somatisches Problem und damit isoliert von Psyche und Geist betrachtet. Natürlich erkundigte sich mal der eine oder andere Mediziner nach psychischen Problemen, aber das gehört, wenn man so will, zum allgemeinen Repertoire, zur Routine der Anamnese und lässt nicht wirklich auf tiefer liegendes Interesse schließen. Ich hatte immerzu den Eindruck, dass kein Arzt je begriffen hat, dass ich essen musste. Wäre dies so gewesen, hätten bohrendere Fragen nach dem *Warum* meines Esszwangs folgen müssen. So aber war den Ärzten nicht einmal klar, dass eine essgestörte Patientin vor ihnen saß. Und damit eine Therapieresistente.

Aus Fairness gegenüber den Ärzten muss ich jedoch zugeben: Wie sollten sie meine Sucht auch erkennen können? Hatte ich selbst doch lange Zeit keine Ahnung über das *Warum und Wieso?* und die damit verbundenen Mechanismen. Ich kann Hausärzten und Internisten ihr fachliches Versagen also nicht einmal verübeln. Was ich allerdings übel nehmen kann, ist, dass nicht einmal der Versuch gemacht wurde, zu verstehen, zu hinterfragen oder aufmerksamer hinzuschauen. Im Zuge dessen – also durch die Fehleinschätzung der Situation – wurden mir weder geeignete Beratungsstellen noch spezialisierte Psychotherapeuten noch einschlägige Selbsthilfegruppen empfohlen. Ich habe dann, als der Leidensdruck immer stärker wurde, selbst recherchiert, um an die notwendigen Informationen zu kommen.

Natürlich gab es auch die berühmten Ausnahmen. So traf ich in Bad Wörishofen (wo ich wieder einmal verzweifelt versuchte abzunehmen) auf einen sehr kompetenten Badearzt, und auch in München gab es eine Ärztin, bei der ich auch mal weinen durfte, wenn ich nicht mehr zurechtkam mit mir und den Massen, die meinen Körper im Griff hatten. Aber, wie gesagt: Dies waren die Nadeln im Heuhaufen.

Was die medizinische Kompetenz von Ärzten betrifft, so kann man sicher davon ausgehen, dass sie hierzulande hoch ist. Das stellt aber gerade beim Problem des Übergewichts keine Garantie auf eine zielführende Behandlung dar, da das Thema überaus vielschichtig und komplex ist. Zahlreiche Faktoren spielen eine Rolle, viele Mosaikstückchen ergeben schließlich ein Bild. Das mühsame Zusammensetzen einzelner Bruchstücke gelingt nur sehr wenigen Ärzten. Das liegt nicht nur an einer streng wissenschaftlichen Ausrichtung (um nicht zu sagen: am medizinischen Tunnelblick), sondern auch an mangelnder Zeit und – leider – auch am Desinteresse. Die Gründe, die wirklich hinter dem Übergewicht stecken, lässt man besser unberührt. Lieber die Symptome kurieren – auch wenn sich dieser Weg in den meisten Fällen schnell als Einbahnstraße entpuppt.

Neben den Ärzten gab es während meiner Dickenzeit eine Reihe von Menschen, die mir immer wieder gut zuredeten, doch endlich einmal abzunehmen: Familienmitglieder, Freunde, Kollegen, ja sogar Nachbarn. Und ich glaube gerne, dass die meisten es sich reiflich überlegt hatten und sie es durchweg gut mit mir meinten. Sie waren vor allem besorgt. Ich wurde – für alle sichtbar – immer dicker und gleichzeitig im selben Maße unbeweglicher, meine Laune wurde übler – mir ging es schlecht. Die Gutmeinenden konnten sich denken, dass meine Gesundheit extrem gefährdet war. Und sie sahen, dass ich – eine junge, einst hübsche Frau – nicht glücklich war, es beim besten Willen nicht sein konnte. So redeten sie auf mich ein. Gebetsmühlenhaft, mal liebevoll, mal streng, mal verständnisvoll, mal fordernd, mal mehr, mal weniger – doch nichts fruchtete. Sie allesamt hatten nämlich eines vergessen, beziehungsweise es gar nicht erst verstanden: dass Abnehmen erst dann funktioniert, wenn die Zeit reif dafür ist, wenn der Betrof-

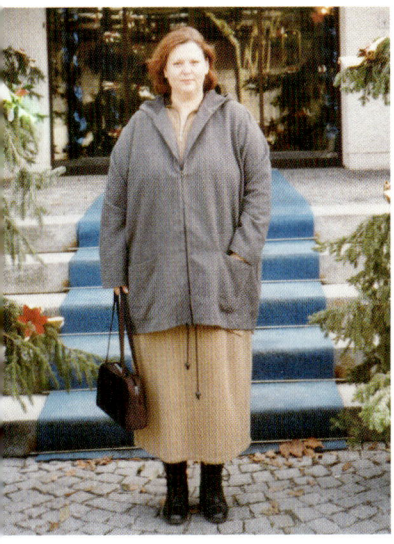
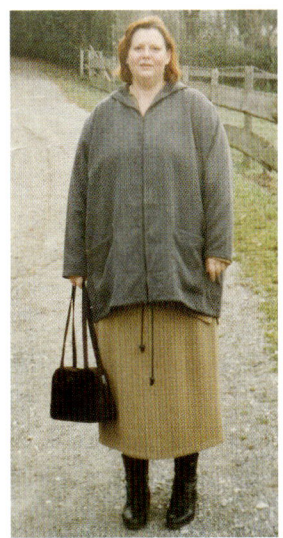
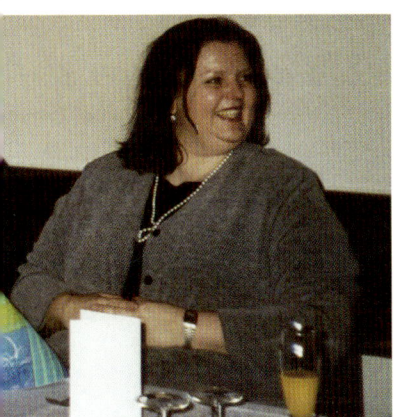
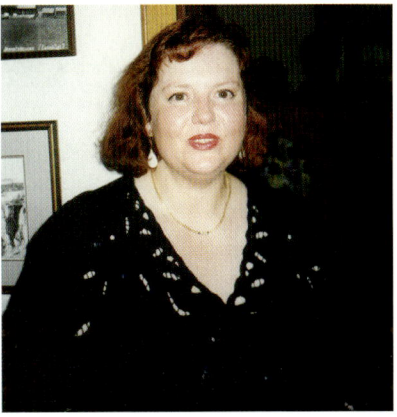

Auf dem Bild rechts oben sieht man mich auf einem Spazierweg, der nur leicht ansteigt (ich befinde mich in Bad Griesbach, wo ich wieder einmal versuchte abzuspecken). Diese leichte Steigung hatte mich völlig erschöpft, wie man auf dem Foto sieht – ich bin am Ende meiner Kräfte. Die anderen Fotos zeigen Situationen im privaten Umfeld – ich bin mittlerweile 43 Jahre alt und um die 120 Kilo schwer. Das Leben wird härter.

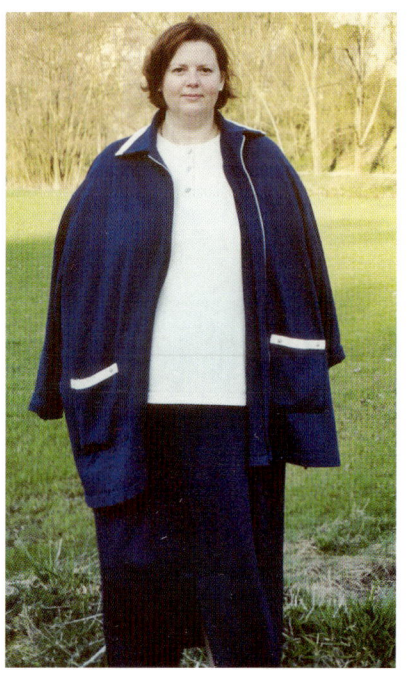

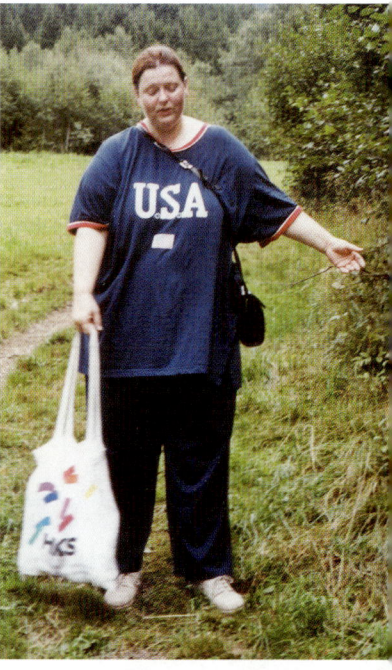

▲▶

Trotz meines Dickseins versuche ich mich zu bewegen. Wandern ist dabei meine Lieblingsbeschäftigung – aber es fällt zunehmend schwerer. Gelenke und Herzkreislaufsystem sind übermäßig belastet, so wird die Bewegung eher zur Qual denn zur Lust. Nachdem ich gerne in der Natur bin, setzt mir diese Einschränkung besonders zu.

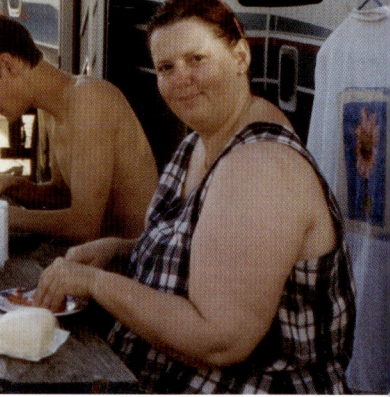

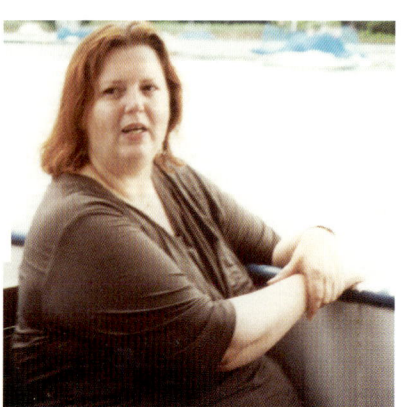

◀ Auf diesem Bild wiege ich 127 Kilo – der (gesundheitliche) Absturz steht unmittelbar bevor. Hier sieht man mich während eines Betriebsausflugs auf einem Schiff. Es war ein heißer Tag, und Hitze setzte mir in dieser Zeit ganz besonders zu. Rückblickend wundere ich mich, wie viel mein Körper in dieser Zeit weggesteckt hat.

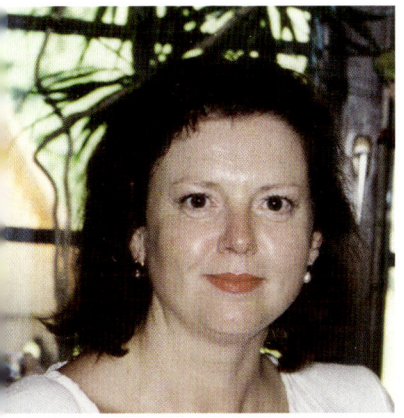

Im September 2001 war der Start des Abnehmprogramms (mit 127 Kilo). Neun Monate später (im Juni 2002) wiege ich 84 Kilo und bin wieder auf dem Weg nach unten. Geschwächt zwar noch, aber glücklich über das Geschaffte. Auf dem Bild sieht man mich neben meiner Mutter – auch meine Familie war erleichtert, dass ich das hochgesteckte Ziel erreicht hatte. Ich fühle mich wieder zunehmend wohl in meiner Haut.

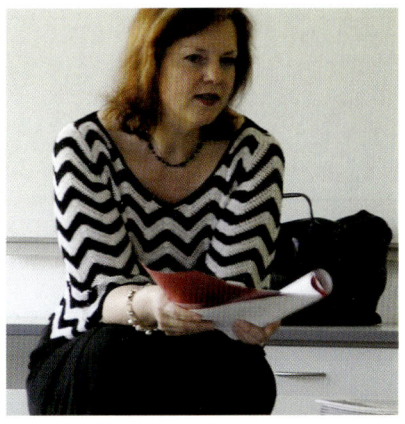

▲ Auf diesem Foto – es wurde im Frühjahr 2004 gemacht – bin ich 47 Jahre alt und mittlerweile bei 73 Kilo gelandet. Ich könnte Bäume ausreißen, ich habe mein Wunschgewicht erreicht, mehr muss es nicht mehr sein.

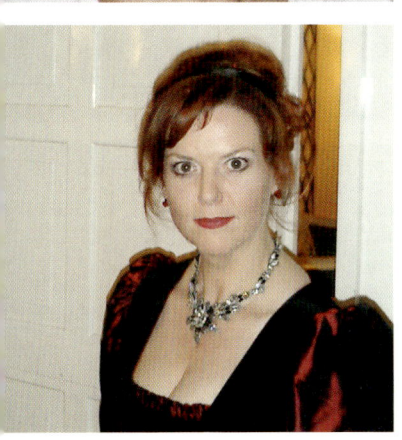

▲ Im Oktober 2004 heiraten mein Mann und ich. Hier sieht man mich kurz vor der Feier. Ein glücklicher Schlussakkord in einer langen Odyssee des Chaos, der Trauer, der Anstrengung, des Kampfes, der Niederlagen, der körperlichen Behinderungen. Ich bin rundum – endlich! – ich selbst.

▶

Heute bin ich 51 Jahre alt – und, wie man sieht, geht es mir bestens. Mein Gewicht hat sich irgendwo zwischen 75 und 78 Kilo eingependelt, und damit bin ich zufrieden. Ich bewege mich viel, ernähre mich gesund und habe Freude am Leben, privat wie beruflich. Die Waage wird für mich nur dann zum Partner, wenn der Alarm auf rot steht und ich meine Befürchtungen bestätigt wissen will. Ansonsten habe ich mittlerweile ein verlässliches Körpergefühl.

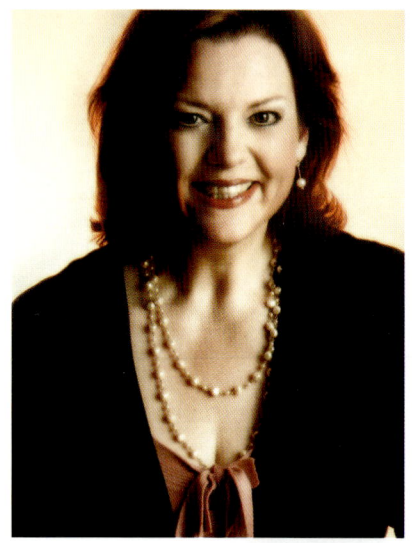

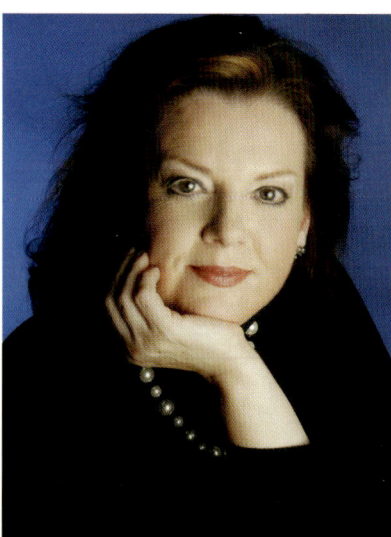

Zum Schluss noch einige Impressionen einer gut gelaunten, in sich ruhenden Frau. So kann (und wird) es bleiben!

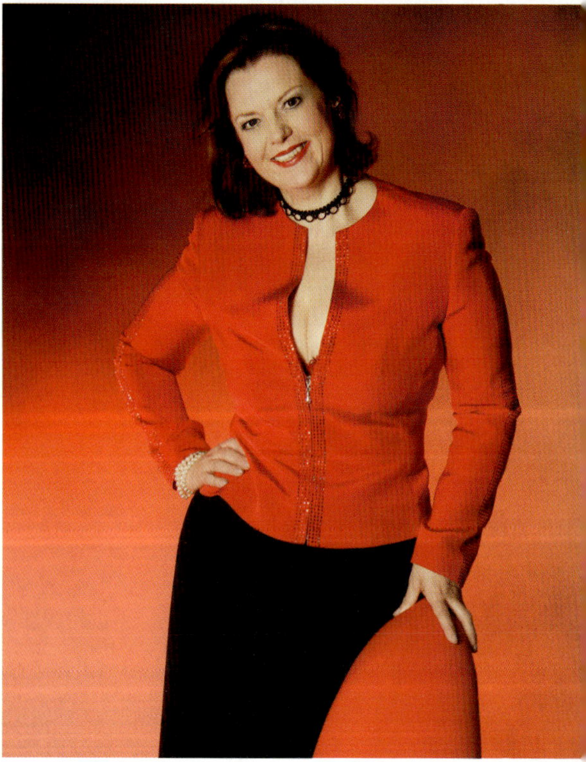

fene allein dies will, wenn endgültig und ernsthaft an eine Lebensveränderung gedacht wird. Nur und ausschließlich dann ist die Chance für eine Umkehr gegeben. Und bestimmt nicht durch alle Reden und Ratschläge dieser Welt. Einen guten alten (inzwischen verstorbenen) Freund von mir, der sich große Vorwürfe machte, dass er nicht öfter mit mir über *mein Problem* (wie er es diskret nannte) geredet hatte, tröstete ich immer mit den Worten: *Mach dir nichts draus. Ich hätte sowieso nicht auf dich gehört. Unter keinen Umständen.*

Ehe wir uns nun vom aktuellen *Ist-Zustand* verabschieden, um uns an einen künftigen *Kann-/Soll-Zustand* heranzutasten, appelliere ich an dieser Stelle nochmals an Sie alle: Wenn Sie sich entscheiden, dick zu bleiben, dann tun Sie es – aber dann mit allen Konsequenzen. Machen Sie sich klar, dass Sie mit erheblichem Übergewicht ein überdurchschnittlich hohes Gesundheitsrisiko eingehen. Machen Sie sich aber gleichzeitig auch klar, dass Sie ein ebenso wertvoller Mensch sind wie jeder andere auch. Sie sind nicht schlechter oder besser, nur weil sie dick sind. Dünn zu sein ist kein Verdienst. Dick zu sein auch nicht. Aber es ist auch keine Schande, kein Makel, keine Verfehlung. Dicke müssen ferner lernen, sich abzugrenzen, *nein* zu sagen – vor allem Menschen gegenüber, die mehr Schaden stiften als Nutzen. Wenn das erst mal geschafft ist – und der Anfang ist schwer –, wird eine bessere Lebensqualität die Belohnung sein. So oder so.

3. Erste Schritte zum Erfolg

Der Weg zum erfolgreichen Abnehmen verlief bei mir nicht geradlinig, sondern vor und zurück und auf und ab, war also gepflastert mit zahlreichen Erfolgserlebnissen und Rückschlägen.

Selbst heute noch gibt es Tage, an denen ich labil bin – der *Wolf* taucht aus dem Nichts auf und pirscht sich wieder heran. Immerhin gelingt es mir heute, ihn auf Distanz zu halten.

Ich spüre zwar immer noch seine Nähe, aber er hat nicht mehr so viel Macht über mich wie einst. Die Gefahr ist (fast) gebannt.

Nur sehr selten gelingt ihm heute noch ein Sieg. Ich habe zu Beginn meiner Lebensumstellung versucht, jedwede Illusion zu verbannen, auch die, dass ich für immer geheilt sei. Das Einzige, was ich mit absoluter Sicherheit weiß, ist, dass ich mein Leben lang mit meinem Problem zu tun haben werde, auch wenn ich es weitestgehend im Griff habe.

Dieses Wissen flößt mir im Übrigen keine Angst mehr ein, im Gegenteil. Je klarer der Feind erkannt ist, desto besser greifen die Abwehrstrategien.

Ich habe in diesem Zusammenhang auch erkannt, dass Selbstbetrug nichts bringt – außer dass Rückfälle vorprogrammiert sind.

Und: Selbstbetrug verzögert den notwendigen Prozess des Umdenkens und damit auch die innere und äußere Genesung.

Schluss mit dem Selbstbetrug

Als Erstes versuchte ich zu verinnerlichen, dass eine zwei Jahre (und länger) dauernde Lebensumstellung kein Spaziergang werden, sondern dass ein beschwerlicher Weg vor mir liegen würde, mit zahlreichen Hürden und Überraschungen. Es wäre auch naiv gewesen, zu glauben, dass nach 15 Jahren Dicksein und Diätkarriere es eines Tages einfach *klick* macht und alles gut sein würde, irgendwie. In gewisser Weise hat es dann aber in meinem Kopf tatsächlich *klick* gemacht – so als würde der berühmte Schalter umgelegt. Als meine Entscheidung für das Abnehmen, für die Kehrtwendung und damit für das Leben gefallen war, ging es – trotz manchen Rückfalls – stetig bergauf (mit dem Erfolg) und zeitgleich bergab mit dem Gewicht.

Es gab – wie in jeder Entwicklung – verschiedene Phasen. Die Umkehr in meinem Leben begann zunächst mit einer Umkehr in meinem Denken. Mein damaliges Bewusstsein war überaus findig und gewitzt, wenn es darum ging, schönzureden und auszublenden. Es verweigerte einfach die Wahrnehmung unbequemer Tatsachen und ihrer Tragweiten. Die Realität wäre auch nicht sonderlich erbaulich gewesen, sie hätte nämlich in etwa so gelautet:

- *Ich gehe deshalb so gerne zum Friseur, weil ich von sonst niemandem auch nur einen Hauch Zärtlichkeit bekomme.*
- *Ich esse deshalb so maßlos in meinem einsamen Kämmerlein, weil ich sonst das Leben nicht aushalte.*
- *Ich leiste deshalb so viel, weil ich hoffe, dadurch Anerkennung zu bekommen.*

- *Ich schenke deshalb gerne und übermäßig, weil ich mir damit Zuneigung erkaufen will.*
- *Ich wirke deshalb so fröhlich und ausgeglichen auf andere Menschen, weil niemand das unglückliche Gesicht hinter der Maske sehen soll.*
- *Ich lasse die anderen meinen, ich sei stark und zufrieden mit mir, weil ich die Fassade unter allen Umständen wahren muss, um nicht angreifbar zu werden.*
- *Ich esse deshalb, weil ich unglücklich, allein, ungeliebt, unausgefüllt, enttäuscht, angstvoll und voller Sorge bin.*

Das wären die einzig ehrlichen Antworten auf meinen Zustand gewesen. Abgesehen von lichten Momenten, die ich ja auch hatte, ignorierte ich die Realität hartnäckig. Ich wollte wenigstens in meinem Unglück nicht belästigt werden, nicht von anderen, nicht von mir selbst.

Das Ignorieren meines Zustands, das Nicht-Wahrhaben-Wollen der Ursachen für das große Fressen in meinen eigenen vier Wänden war der folgenreichste Selbstbetrug in meinem Leben. Doch das war noch nicht alles. Wann immer ich eine neue Diät begann, artete dieser Versuch augenblicklich in grandiose Selbsttäuschung aus: *Dieses Mal schaffe ich es! – Dieses Mal werde ich durchhalten! Dieses Mal ...* So wollte ich mir den Erfolg schönreden wie ein Kind, das aus Angst vor der Dunkelheit im Keller pfeift. Ich verordnete mir selbst dann noch fadenscheinigen Optimismus, wenn das Knurren des *Wolfs* bereits nicht mehr zu überhören war. Ich wusste also tief drinnen in mir, dass auch dieses Mal meine Vorsätze scheitern würden, dennoch hielt ich am bekannten Ritual fest. So kaufte ich diätetisch korrekte Lebensmittel ein, stellte einen neuen Diätplan auf – und ignorierte die Tatsache der sich anbahnenden Niederlage vollkommen. Natürlich hatte das Versagen, das sich dann meist schon am Abend des ersten Diättages einstellte, eine noch höhere Frustration und noch härtere Selbstverachtung zur Folge.

Was also hätte ich tun müssen, um nicht zu scheitern beziehungsweise das Risiko zu minimieren? Zum einen hätte ich den Druck auf mich selbst mindern, zum anderen auf meinen Bauch hören müssen, auf Signale, die mir mitteilten, ob ich wirklich reif und bereit sei für eine tatsächliche Lebensveränderung. Doch genau das war der springende Punkt. Ich dachte in dieser Zeit immer nur in Kategorien von *Abnehmen* und *Diäten, Erfolg* und *Misserfolg.* Niemals kam mir damals der Gedanke, dass man ein so dramatisches Übergewicht umfassender, ganzheitlicher angehen müsse, dass man eine grundlegende Veränderung seiner Lebensgewohnheiten und vielleicht sogar seiner Lebensinhalte herbeiführen müsse, dass man – mit anderen Worten – das bisherige Leben auf den Kopf stellen müsse. Ich sah alles zu einfach, zu begrenzt, zu konditioniert durch meine Vergangenheit. Ich hatte keine Visionen. Und ich überhörte die Signale, die *nein* sagten, während ich meinte, *ja* zu hören. Das konnte auf Dauer nicht gut gehen.

Aus der heutigen Perspektive wundere ich mich nicht über meine damalige Orientierungs- und Haltlosigkeit sowie die Instinktlosigkeit für das, was in mir vorging. Zu lange hatte ich all das ignoriert: Ich hatte das natürliche Hungergefühl so lange missachtet, bis es endgültig verschwunden und ich immerzu hungrig war, maßlos und hemmungslos. So gesehen war es fast schon eine logische Konsequenz, dass ich auch andere Signale überhörte –

alles ging unter in einem gewaltigen, alles verschlingenden Appetit, dem grenzenlosen Hunger und dem zunehmenden Desinteresse an dem, was ich in mir trug: meinen Gefühlen. Sie waren mir gleichgültig geworden. An manchen Tagen hätte ich meine Gefühlslage nicht beschreiben können, so kalt war es bereits in mir. War ich fröhlich oder traurig? Optimistisch oder pessimistisch? Energisch oder antriebslos? Ich wusste es nicht.

Am Anfang einer jeden Metamorphose muss also zwingend die schonungslose Einsicht stehen und der unbedingte Wille zur Selbstanalyse und Neuorientierung. Auch wenn die Situation aus der Sicht eines dicken Menschen noch so verständlich ist: Es hat keinen Sinn, sich selbst zu betrügen, man muss den Tatsachen ins Auge blicken. Auch wenn sich zunächst nichts oder wenig ändert. Auch wenn es zunächst wehtut. Aber es ist der erste wichtige Schritt. Erkenne dich selbst! Schau hin!

Wahrnehmen statt ausblenden

Vor etlichen Monaten stöberte ich in zahlreichen Alben nach geeigneten Fotos für dieses Buch. Auf den Bildern sollte man meine Metamorphose in möglichst allen Stadien sehen und sie damit nachvollziehen können. Kein leichter Schritt übrigens, gibt man doch sehr viel von sich preis, aber nur so kann ich meinem Buch die Authentizität geben, auf die meine Leser Anspruch haben. Als ich schließlich Fotos gefunden hatte, auf denen ich mit knapp 130 Kilo zu sehen bin, staunte ich. So dick war ich also tatsächlich gewesen! Als diese Fotos aufgenommen wurden, sah ich mich selbst ganz und gar anders. Sicher, ich war mollig, das war nicht zu leugnen, aber ich war doch nicht fett! Ging ich an Schaufenstern oder Spiegeln vorüber und warf einen Blick hinein, sahen meine auf Ausblendung und selektives Sehen trainierten Augen eine moppelige, aber keine fette Frau. Auch hier griff also wieder der Mechanismus des Ignorierens, oder mehr noch: des Realitätsverlusts und – natürlich – Selbstschutzes. Ich kann mich auch noch sehr gut daran erinnern, wie fassungslos (und empört) ich reagierte, wenn meine Umwelt auf mein Gewicht zu sprechen kam, mal mehr, mal weniger taktlos. So meinte eine Freundin einmal, dass ihre Mutter auch von meinem Format sei und man zwischenzeitlich erhebliche Probleme hätte, noch passende Stühle für sie zu finden, die unter ihr nicht ins Wanken gerieten. Ich war verletzt. Wie konnte man nur eine Korrelation finden zwischen dieser Frau und mir? Was ging mich eine solche Problematik an?! Davon war ich doch wahrhaftig weit entfernt …

Ein weiteres Thema in diesem Zusammenhang ist die sprachliche Auseinandersetzung mit dem Dicksein, die auch typisch ist. Meinen Umfang beschrieb ich damals (anfänglich) ausschließlich mit verniedlichenden Bezeichnungen. Wann immer ich mein eigenes Gewicht schildern sollte, kam ich ins Schleudern. Ehrlicherweise hätte ich einfach nur sagen müssen: *Ich bin dick, sehr dick sogar.* Ich äußerte indessen vage: *Ich habe leider Gewichtsprobleme. – Ich bin mollig und rund. – Ich habe ein paar Kilos zu viel auf den Rippen. – Ich habe ein kleines Bäuchlein.* Und ähnlich verharmlosende Bemerkungen mehr. Dabei hätte ich mir das Leben deutlich erleichtert, wenn ich die Flucht nach vorne angetreten hätte, statt mich hinter dieser halbherzigen

Haltung zu verbarrikadieren. Ich habe später – als mir alles egal geworden war und ich häufig recht radikal mit meinen Mitmenschen umging – gemerkt, dass man mit äußerster, ja schroffer Offenheit die anderen einigermaßen in Schach halten kann.

Und das ist zuweilen auch notwendig, denn leider gibt es für manch lieben Zeitgenossen nichts Angenehmeres als die Existenz einer sehr dicken Person im Bekanntenkreis. Die Gründe für diese Begeisterung liegen auf der Hand. Unter dem Deckmäntelchen der Besorgnis kann man herrlich lästern und sich sonnen im Bewusstsein, dass man selbst so wohltuend anders aussieht. In meinem Fall war dies wirklich ein ernst zu nehmender Punkt, auch wenn ich die Zusammenhänge erst sehr viel später begriffen habe. Ich war in den Augen vieler eine beneidenswerte Person: Ich konnte tun und lassen, was ich wollte; war nicht unterm Ehejoch oder in irgendeiner anderen abgestandenen Beziehung gefangen; hatte einen interessanten Beruf; kam herum in der Welt und hatte einen sehr verlässlichen Freundeskreis, der mit mir durch dick und dünn ging. Das alles wäre fast zu viel des Guten gewesen, gottlob war ich wenigstens fett! So gab es immerhin einen Schwachpunkt in meinem Leben, der mich auf dem Boden der Tatsachen hielt, besser noch, der mich teilweise noch unter das Niveau der anderen zog – hat doch ein schlankes Aussehen in unserer Gesellschaft einen hohen Stellenwert. Ich war also – trotz all meiner sonstigen positiven Seiten – in den Augen der meisten im Grunde genommen ein bedauernswertes, armseliges Wesen. Ein Loser.

Als ich eines Tages wieder einen meiner lichten Momente hatte, wollte ich genau diesen Menschen keine weiteren

Gratisglücksgefühle verschaffen. Ja, ich haderte mit mir, ja, ich war unglücklich, ja, ich litt unter dem Übergewicht wie ein Hund – aber was ging das die anderen an? Wieso machte es gar so eine Freude, daran teilzuhaben?! Ich verstand das nicht. Und ich gönnte den anderen das Hochgefühl nicht, sich mir überlegen zu fühlen. Nur weil sie nicht dick waren. Das war dann doch ein wenig allzu armselig. Und so veränderte ich mich hin zu dem Menschen, dessen Bild die meisten von mir aus jenen Tagen noch vor Augen haben: stark, selbstbewusst, gut gelaunt, manchmal ein wenig ruppig, kurzum: (vermeintlich) kein bisschen leidend unter dem Übergewicht. Wer immer es zur Zeit meines Höchstgewichts hören wollte, bekam es zu hören: *Ja, ich bin fett!* Und schon war die Luft raus, schon war die Lust am Lästern im Keim erstickt, schon war der Triumph zunichte. Es war für die, die ich meine, einfach nicht mehr so amüsant, sich über mich lustig zu machen, da ich meinen Makel ja selbst erkannt hatte und ihn direkter und böser kommentierte als jene, die sich darüber mokierten. Da hörte der Spaß eindeutig auf.

Es war ein gutes Konzept, jedenfalls für mich, um mich vor weiteren Verletzungen zu schützen. Aber auch das sollte gesagt sein: Dieses radikale Verhalten machte mich zynisch und hart. Und damit einsam – ich war in dieser Zeit nicht sehr genießbar und bin noch heute froh, dass meine besten Freunde damals nicht die Flucht ergriffen haben. Es hätte ihnen niemand verdenken können. Als ich schon sehr abgenommen hatte, sagte mir ein Frauenarzt, in dessen Behandlung ich seit vielen Jahren bin: *Wissen Sie, ich wollte Sie immer schon auf Ihr massives Übergewicht ansprechen, aber ich wagte es nicht, weil Sie mir den Eindruck ver-*

mittelten, dass Sie gut damit zurechtkamen. Er war nicht der Einzige, der so dachte. Und das war auch gut so, weil meine Offensive nach außen die Angriffsfläche nach innen deutlich verringerte. Was ging es die anderen an, wie es in mir wirklich aussah?

Als Schutzmaßnahme ist eine solche Vorgehensweise sicher in Ordnung. Sie birgt nur eine Gefahr – und das ist die kritiklose Übernahme mancher Mechanismen in das eigene Bewusstsein. Bis man das Bild von sich, das man anderen suggeriert, einfach adoptiert. Am Ende verinnerlicht man das, was man vorgibt zu sein – und ist dann mitten drin im Lügengespinst, im Labyrinth der Irrungen und Wirrungen. Aus meinen eigenen Erfahrungen kann ich nur raten: Wer sich entscheidet, eine Schutzfassade aufzubauen, soll das tun. Doch zugleich sollte er realisieren, dass man ein Spiel spielt, eine Maske trägt, dass man nur zum Teil der Mensch ist, den man agieren sieht. Dass man eigentlich anders ist und diese Identität schützen muss. Zu solchen Maßnahmen sollte also nur der greifen, der die Situation aufgrund seiner starken Persönlichkeit im Griff hat. Und, natürlich: Wer die täglichen Sticheleien und die Boshaftigkeit der Mitmenschen nicht mehr ertragen kann – der muss dann die Notbremse ziehen, um sich selbst zu schützen. In jedem Fall gilt es aber, abzuwägen, welche der zur Verfügung stehenden Möglichkeiten – weiterhin alles hinnehmen, sich zur Wehr setzen oder eine Rolle spielen – die für Sie und Ihre Situation aussichtsreichste Strategie ist.

In diesen Phasen Ihres Lebens dürfen, ja müssen Sie sich selbst der Nächste sein! Sie müssen nicht ständig auf die Gefühle Ihrer Mitmenschen Rücksicht nehmen – umgekehrt geschieht dies ja auch nicht. Tun Sie das, was Ihnen allein guttut. Und erwarten Sie weder Hilfe noch Nachsicht und schon gar kein Zartgefühl seitens der anderen. Dicke sind Vogelfreie – als solche werden sie behandelt, als solche dürfen sie zurückschlagen.

Schauen Sie auch von Zeit zu Zeit Talkshows? Die Quotenkönige sind zweifellos die Sendungen, in denen es um Übergewicht und Dicke geht. Da giften sich dann vor laufender Kamera Dünne und Dicke an, die sich gegenseitig Intoleranz vorwerfen; da behaupten Dicke, sie würden sich ganz und gar wohl fühlen in ihrer Haut; dicke Frauen halten sich für Sexbomben und extrem Dicke haben kein Problem, sich vor einem Heer von Zuschauern in Reizwäsche und Pin-up-Posen zu zeigen. Sie lassen sich begaffen von Schaulustigen – es geht zu wie auf dem Jahrmarkt von anno dazumal. Dazu folgende Bemerkungen: Wer je selbst dick war, der weiß, dass das zur Schau getragene Selbstbewusstsein nicht ehrlich sein kann, der weiß, dass die Behauptung, sich in seiner Haut rundherum wohlzufühlen, eine Lüge sein muss. Wer kann mit 130 Kilo und mehr das Leben ernsthaft genießen? Wenn jede defekte Rolltreppe, jeder kaputte Lift zur mühevollen Herausforderung werden, wenn Sport nur noch etwas für andere ist, wenn gesundheitliche Probleme die Lebensqualität killen, wenn andere lästern und spotten, wenn das einzige Vergnügen im Essen besteht? Wie kann man da guten Gewissens behaupten, man fühle sich wohl in seiner Haut?

Bis heute (und vermutlich für immer) hat sich in meinem Gedächtnis eingebrannt, was es bedeutet, in einer dicken Hülle zu leben. Man schließt sich aus von so vielem, man lebt mit mannigfaltigen Einschränkungen, man kann sich nur mühsam fortbewegen, man ist in gewisser Weise behindert – was hat all dies mit Lebensqualität zu tun? Ich habe bereits geschildert, wie ich mich in meiner dicken Hoch-Zeit fühlte … ich habe keinerlei positive Assoziationen an diese Phase meines Lebens. Ich hatte mich arrangiert mit meinem Zustand, das war auch schon alles. Niemals habe ich mich jedoch im Spiegel betrachtet und begeistert ausgerufen: *Wow! Ich sehe toll aus! Ich bin glücklich. Ich will so bleiben, wie ich bin!*

Ehe man also ernsthaft beginnt, über ein neues Lebensmuster nachzudenken und es zu entwickeln, steht vor diesem Schritt ein anderer: das Ende der ganz persönlichen Lebenslügen. Jeder von uns hat andere. In meinem Fall war die Wahrheit ganz einfach. Sie lautete: *Ich bin über alle Maßen dick, ich bin traurig, ich bin allein, ich bin ängstlich, ich bin leer, ich bin schwach, ich bin am Ende.* Und ich musste etwas tun, ehe es zu spät war.

Sich neu entdecken

Das Ende der Lebenslügen bedeutet gleichzeitig auch das Ende des Selbstschutzes, den man jahrelang mühsam und mit trickreichen Strategien aufgebaut hat. Plötzlich droht dieses Kartenhaus in sich zusammenzustürzen … und tut es auch, wenn man erst einmal begonnen hat, eine Lügenkarte nach der anderen aufzudecken. Dies hat zunächst Angst zur Folge – ein guter Anfang.

Was soll an Angst gut sein?, werden Sie jetzt fragen. *Eine ganze Menge!*, ist meine Antwort, denn Angst ist ein Gefühl, ein negativ besetztes zwar, aber immerhin ein vitales, echtes Gefühl. Nachdem dicke Menschen ihre Gefühle in der Regel unterdrücken, ist jedes Gefühl willkommen, auch Angst. Denn es sind die wieder wahrgenommenen und erlaubten Gefühle, die den Weg in ein neues Leben ebnen. Man muss sich verabschieden vom Irrglauben, dass das Unterdrücken von Gefühlen in irgendeiner Weise gut für uns ist. Verzweiflung, Angst, Trauer, Wut und Enttäuschung haben ebenso ihre Daseinsberechtigung im Leben wie Liebe, Freude, Anerkennung, Erfolg und Wohlbefinden. Eine wichtige Lektion, die gleich zu Beginn steht.

Wer aktiv beginnt, intensiv am Thema *Selbstbetrug* zu arbeiten, wird schnell mit der lange verschütteten Welt der eigenen Gefühle konfrontiert. Und das ist anfangs alles andere als angenehm. Vergessen wir nicht: Das Essen hat primär die Funktion, Gefühle zu kompensieren, sie zu unterdrücken oder – im schlimmsten Fall – sie zu eliminieren. Man füllt seinen Magen, damit man nichts mehr denkt, nichts mehr fühlt, nichts mehr ersehnt. Die Gefühle sind in Schach gehalten oder gar nicht mehr vorhanden. Der dicke Mensch empfindet zunächst ein (vermeintliches) Glücksgefühl, denn nichts und niemand ist mehr in der Lage, ihn zu verletzen. Eine gute Erfahrung. Zunächst.

Im Verlauf der zunehmenden Selbsterkenntnis werden dann zwangsläufig folgende Fragen auftauchen: Wer bin ich wirklich? Welcher Teil in mir ist authentisch? Und welcher nicht? Wer verbirgt sich hinter der Maske? Was erwartet mich?

Die Fragen klingen einfach, die Antworten indessen sind komplex. Wer sich jahrelang Rollen ausgedacht und sie virtuos gespielt hat – der wird ein erhebliches Problem mit der Differenzierung zwischen Theater und Realität haben. Er muss bereit sein, Kostüme und Masken (die Metaphern für Fett und Wanst) Schicht für Schicht abzutragen und es aushalten können, zu sehen, was – beziehungsweise wer – darunter zum Vorschein kommt. Was wird sich ereignen, wenn man (wieder) zu dem Menschen wird, der man eigentlich ist? Sich damit zu konfrontieren bedeutet: Raus aus der Deckung! Was wiederum heißt, auf Schutz (= den Fettpanzer) zu verzichten und sich der Welt zu stellen.

Wie kann man das einstige Ich überhaupt wieder aufspüren, werden manche fragen. Das Sich-wieder-neu-Entdecken ist nicht so schwer, dies ist jedenfalls meine Erfahrung. Viel problematischer ist es, sich einzulassen auf das Experiment, sich – als der Mensch, der man ist – dem Leben neu zu stellen. In dieser Phase gesellt sich neben das Gefühl der Angst das nicht minder unangenehme Gefühl der Unsicherheit. Lohnt sich der Aufwand überhaupt? Werde ich je mein Ziel erreichen? Was kann mich – die ewige Versagerin – eigentlich zuversichtlich stimmen? Ist nicht alles von vornherein umsonst, verloren?

Sich mit dieser Unsicherheit zu konfrontieren bedeutet aber auch, sich ständig der (unbequemen) Frage zu stellen: Warum muss ich so maßlos essen? Warum ausgerechnet heute? In dieser Situation? Warum so zwanghaft? Warum so ganz ohne Genuss? Was treibt mich? Welchen Sinn hat das Ganze? Sich im Kreise drehen gehört zum Beginn der Lebensumstellung wie der Deckel zum Topf. Es geht nicht ohne. Schließlich heißt die Aufgabe nicht, ein kleines Detail im Leben zu ändern, sondern etwas Großes. Es geht um Alles. Es geht um Ihr Lebensglück. Angesichts der Tragweite des Projekts *Metamorphose* sind die anfänglichen verzweifelten Gefühle nicht nur erlaubt, sondern – siehe oben – gewissermaßen Teil des Programms. Freuen Sie sich, wenn Sie spüren, dass Sie Angst haben, wütend und verzweifelt sind und nicht wissen, wie Sie was in Gang setzen können. Ordnen Sie das chaotische Lebensgefühl als das ein, was es tatsächlich ist: als die Rückkehr der Lebendigkeit.

Es ist gut möglich, dass jemand in dieser Phase Hilfe braucht, da es kompliziert ist, das dichte Geflecht aus Gewohnheit, Konditionierung, Selbsttäuschung, Rollenspiel und Suchtmechanismen zu entwirren. Jeder, der weiß, nach welchem immer gleichen Schema Fressattacken ablaufen, weiß auch, dass es in diesem Moment nahezu ausgeschlossen ist, sich auf eine rationale Ebene der Argumentation und Handlungsweise zu begeben. In einem solchen Augenblick will man nur noch essen und schlingen und gewiss nicht diskutieren, spazieren gehen oder Karotten knabbern. Ich habe versucht, meinem Verstand einen Deal anzubieten, der in etwa so aussah: *Okay, du willst fressen, also tue es. Aber erst nachdem du mir gesagt hast, warum das jetzt sein muss.*

Dieses Vorhaben klappte anfangs fast nie, da der Zwang zum Essen zu heftig war; je öfter ich es aber versuchte, desto öfter gelang es schließlich. Positiver Nebeneffekt: Manchmal hatte sich durch die innere Diskussion der Zwang zum Essen verabschiedet. Welche Strategien der Einzelne entwickelt, mit Essattacken umzugehen, hat sicher mit der individuellen Persönlichkeit zu tun. Doch eines ist klar: Ohne die Phasen der Angst vor der Veränderung, der Wut und Verzweiflung in der Konfrontation mit sich selbst ist jeder weitere Schritt nicht konsequent und ernsthaft. Durch diese Phasen muss jeder hindurch, der das Ziel erreichen möchte.

Praktische Selbsthilfe-Techniken

Um sich selbst und die eigene Situation besser zu verstehen, sollten Sie Ihre Stärken und Schwächen kennen. Dann: Was mögen Sie an sich? Was nicht? Wie sehen das andere? Denken Sie darüber nach, was Sie gerne (und leicht) in Ihrem Leben ändern können und was Sie gerne (aber nicht problemlos) ändern können. Und ob es Bereiche gibt, die Sie ganz und gar unangetastet lassen wollen.

Nehmen Sie sich Zeit, sich selbst näher kennenzulernen – und schreiben Sie die Ergebnisse auf.

Gehen Sie nach folgendem Fragenkatalog vor:

1. Notieren Sie fünf unerfreuliche Ereignisse, die in den vergangenen Jahren vorgefallen sind – und notieren Sie, wie Sie darauf reagiert haben.
2. Würden Sie heute wieder so reagieren, oder hat sich zwischenzeitlich etwas verändert?
3. Haben Sie etwas aus diesen Erfahrungen gelernt?

Die gleichen Fragen stellen Sie sich nun, indem Sie sich die fünf erfreulichsten Ereignisse der letzten Jahre vorstellen. Sinn der Übung ist, sich bewusst mit der Vergangenheit auseinanderzusetzen, bewusst Dingen auf den Grund zu gehen.

Freilich ist dies ein bescheidener Anfang, aber besser als nichts, zumal sich Essgestörte normalerweise überhaupt nicht mit sich selbst beschäftigen wollen.

Weiter geht es. Beschreiben Sie sich selbst:

4. Was mögen Sie an sich, was nicht?
5. Sind es Dinge, die Sie ändern können, und haben Sie es bereits versucht?
6. Weshalb sind Sie gescheitert?
7. Wie wirken sich Ihre guten und weniger guten Eigenschaften auf Ihr privates wie berufliches Leben aus?
8. Was stimmt Sie glücklich, was traurig?
9. Haben Sie Ziele im Leben? Welche? Wenn nein, warum nicht?
10. Haben Sie Vorurteile?
11. Sagen Sie ungern *Nein?*
12. Werden Sie von anderen benutzt und ausgenutzt? Merken Sie das? Wenn ja, warum lassen Sie es zu?
13. Welche Eigenschaften mögen Sie an anderen nicht? Wie wirkt sich das auf Ihr Verhalten aus?
14. Wann werden Sie aggressiv?
15. Wissen Sie, was Sie wollen im Leben?
16. Sind Sie in Ihrer Partnerschaft wirklich glücklich?
17. Wie würden Sie Ihre Kindheit beschreiben?
18. Füllt Ihr Beruf Sie aus?
19. Engagieren Sie sich für eine bestimmte Sache besonders?
20. Haben Sie Schuldgefühle?

Wenn Sie diese Fragen beantwortet haben, werden Sie bereits eine Menge über sich selbst gelernt haben. Und eines akzeptieren: dass zwar viele Menschen in der Vergangenheit mitverantwortlich für Ihre Situation waren, dass Sie es heute jedoch ausschließlich selbst sind. Sie allein tragen als

Erwachsener die Verantwortung dafür, ob Ihnen jemand etwas antun darf. Sie allein bestimmen, ob Sie etwas gerne tun oder sich dazu zwingen lassen. Sie allein tragen die Verantwortung für sich, für Ihr Leben und – nicht zuletzt – für Ihr Übergewicht. Verantwortung und gut für sich selbst sorgen sind eins. Und sich lieben, sich achten und sich schätzen – alles Dinge, die Sie lernen müssen, wenn es darum geht, künftig unabhängig und stark zu sein. Und frei vom Zwang zu essen. Verschwenden Sie keine wertvolle Zeit mehr mit Schuldzuweisungen – nutzen Sie diese Energie zielführender. Machen Sie keine weiteren Umwege zu Ihrem Selbst, sondern kürzen Sie ab, indem Sie von jetzt an die volle Verantwortung für Ihr eigenes (und einziges) Leben übernehmen.

Und lernen Sie noch eines: Übergewicht kann – wir haben in diesem Buch oft davon gesprochen – ganz viele Ursachen haben. Einer der hauptsächlichen Gründe ist jedoch, dass wir nicht genug Liebe bekommen. Intuitiv merken dies viele Dicke – und machen nun bereits den nächsten Fehler: Sie suchen Anerkennung und Liebe von außen, indem sie sich verbiegen, sich anbiedern, sich beliebt machen wollen. Der erste Schritt muss sein, sich selbst kennen und sich selbst lieben zu lernen. Vorbehaltlos und mit allen Schwächen und Altlasten. Manche Menschen lernen dies schnell, manche nie, bei manchen dauert es sehr lange. Erst wenn dies glückt, wird man abnehmen, und erst dann wird man sich der Liebe zu anderen zuwenden können.

4. Mein Zehn-Stufen-Programm

Stufe 1: Die Formuladiät

Am Anfang stehen die Systematik und das schnelle Abnehmen. Zunächst muss man das Abnehmen als solches begreifen und wissen, worauf man sich einlässt. Nulldiät oder andere extreme Fastenformen werden zwar zu einer schnellen Gewichtsabnahme führen, aber kaum eine anhaltende Fettreduktion bewirken. Werden wenig Kalorien zugeführt, verlangsamt sich der Stoffwechsel, was verhindert, dass Fett abgebaut wird. Stattdessen werden primär Muskeln abgebaut. Muskeln verbrennen aber Fett – das ist einer der Gründe, warum restriktive Diäten auf Dauer nicht funktionieren.

Die *Optifast®*-Diät gehört zu den Formuladiäten; der Abnehmkandidat ernährt sich mehrere Monate von Eiweißshakes. Hört sich rigide an, ist es auch in einem gewissen Maße, aber ein wesentlicher Punkt ist anders: In den einzelnen Menüeinheiten ist der Anteil an Eiweiß sehr hoch, sodass der bei Diäten übliche Muskelschwund einigermaßen umgangen wird. Mit wöchentlichem Sport wird dem berüchtigten Jo-Jo-Effekt weiter entgegengewirkt. Die regelmäßigen Messungen, die den Anteil an Fett, Muskeln und Wasser während des Diätverlaufs zeigen, dokumentieren zwar, dass auch ein gewisser Anteil Muskeln unter der Formuladiät schwindet, doch primär schmilzt das Fett.

Das Programm baut – neben der rein medizinischen

Komponente – auch auf Gruppendynamik. Mit ähnlich Betroffenen – oder besser ausgedrückt: mit Gleichgesinnten, die genauso fett waren wie ich (und schlimmer) – absolvierte ich das Programm, das in verschiedenen Städten angeboten wird und auf einem einfachen, aber effektiven Prinzip basiert. Man trifft sich – über den Zeitraum eines Jahres – ein Mal in der Woche zu einer knapp vierstündigen Sitzung, die aus folgenden Elementen besteht: ärztlicher Untersuchung, Wiegen, Ausgabe der Diätnahrung (dazu gleich mehr), Ernährungsberatung, Sport und psychologischer Gruppenarbeit. Das Programm wird integriert in den gewohnten beruflichen und privaten Tagesablauf. Das Programm ist somit Teil des normalen Lebens – und genau dieser Punkt hat sich (jedenfalls bei mir) als außerordentlich tragfähig erwiesen. Wer es vorzieht, monatelang in einer abgeschiedenen Klinik abzuspecken, wird zwar sicher auch Erfolg haben, aber er lebt in der *splendid isolation* einer behüteten Ausnahmesituation. Der Dicke steht im Fokus von Programmen und Betreuung, er wird gemanagt und muss selbst eigentlich nur funktionieren. Sobald er wieder mit dem Alltag konfrontiert wird, steht er diesem ungeschützt (und unvorbereitet) gegenüber. Ein Rückfall ist so sehr viel wahrscheinlicher.

Das Klinik-Programm setzt sich aus mehreren Bausteinen zusammen: aus der Vorbereitungsphase (psychologischer Test, Eingangsuntersuchung), gefolgt von der Fastenphase (im Gruppenjargon *Beutelphase* genannt. In dieser Phase nimmt man ausschließlich Formuladrinks in abgepackten Beuteln mit Ballaststoffen zu sich – täglich kommen nicht mehr als 850 kcal zusammen). Daran schließt sich die Aufbauphase an, in der man schrittweise von der

Formuladiät auf normale Ernährung umstellt und dabei circa 1000 kcal pro Tag zu sich nimmt. Und schließlich gibt es die Stabilisierungs- und Intensivierungsperiode, in der es ausschließlich normale Ernährung gibt (1400 bis 1800 kcal/Tag). In dieser Phase lernt der Patient mit dem Ampelsystem – einem grün-gelb-roten Punktesystem – umzugehen. 52 Wochen dauert das Programm, dessen Ziel nicht nur eine kontrollierte und sichere Gewichtsabnahme durch Veränderung des Verhaltens, sondern auch die langfristige Erhaltung des erreichten Gewichts sein soll. Ärzte, Krankenschwestern, Verhaltens-, Ernährungs- und Bewegungstherapeuten gewährleisten professionelle Betreuung.

Unter all den Diäten und Programmen, die ich bereits ausprobiert hatte, schien mir der Einstieg und die Lösung meines schwergewichtigen Problems mithilfe eines ganzheitlich orientierten Gruppenprogramms wie diesem am sinnvollsten. Und so war es dann auch. Allerdings sei gleich an dieser Stelle vor allzu heftiger Euphorie gewarnt. Die langfristigen Erfolgsraten sind – wie bei allen anderen Ernährungsumstellungen auch – nicht gerade begeisternd. Deshalb gilt auch hier: Nur wer sich selbst auf Dauer motiviert (oder dies mit einem Coach tut), wird Erfolg haben können. Das Programm bietet jedoch einen überdurchschnittlich guten Einstieg – aber auch hier sind Sie selbst der Schlüssel für den wirklichen Erfolg.

Ich erinnere mich noch sehr genau an die erste Sitzung, in der wir die Gruppenleiterin (eine sympathische, engagierte Psychologin) kennenlernten sowie die anderen Teilnehmer. Jeder stellte sich kurz vor – die Geschichten ähnelten sich auffallend. Endlich fühlte man sich verstanden und nicht mehr allein. Jeder hatte hier – mit graduellen Abstufungen – mehr oder minder dasselbe Schicksal durchlaufen; jeder wollte den Fettpanzer loswerden, und zwar so schnell als irgend möglich. Wir alle wollten uns endlich wieder im Spiegel begegnen können. Zu Beginn waren wir eine hoch motivierte, sehr unterschiedlich zusammengesetzte Truppe. Diese bunte Mischung machte anfangs nichts aus, da der Leidensdruck alle gleich erscheinen ließ. Wir alle waren dick, wir alle litten darunter, wir alle wollten abnehmen – das war der kleinste gemeinsame Nenner. Später allerdings entpuppte sich die Unterschiedlichkeit der Gruppe als Problem. Vieles und viele gehen einem plötzlich auf die Nerven, zumal das eigene Nervenkostüm zunächst dünner wird. Stellen Sie sich also gleich zu Beginn des Programms darauf ein – dann erwischt Sie eine solche Entwicklung nicht eiskalt …

Symptomatisch war übrigens mein Verhalten vor dem Start der viermonatigen Beutelphase. Eine Woche vor Fastenbeginn schlug ich nochmals so richtig zu. Zum Abschied wünschte ich mir von meiner besten Freundin Doro einen Apfelkuchen (mit Marzipan und Zimt!), von meiner Mutter Knödel mit Soße, ich suchte nochmals das Restaurant *Käfer* auf und genoss ein Viergang-Menü und am letzten Mittag vor dem Start aß ich eine Pizza con tutto (con molto tutto!). Das brauchte ich einfach, da es nun so lange keine feste Nahrung mehr geben würde. Eigentlich wollte ich mir noch einen dicken, fetten, runden, saftigen Elisenlebkuchen gönnen, aber ich schaffte den Einkauf nicht mehr. Ein echter Fehler – dieser Lebkuchen geisterte nun ständig vor meinem inneren Auge und lockte und lockte und lockte. Man sollte sich vor dem Start eines solch harten Programms wirklich alles gönnen, wonach einem der

Sinn steht, damit Wahnvorstellungen jeglicher Art nicht gar so dominant werden.

Ich kommunizierte gegenüber Familie, Freunden, Kollegen meine Pläne, da sie ja sowieso aufgefallen wären. Die Reaktionen auf dieses Geständnis waren unterschiedlich. Etliche meiner Freunde unkten, wie lange denn dieses Mal der Erfolg andauern würde … Meine Kollegen in der Redaktion überlegten laut, ob sie für die nächsten vier Monate ein Gitter vor meiner Tür anbringen sollten. Man fürchtete (nicht zu unrecht) Launen, Gereiztheit und vielleicht damit auch Ungerechtigkeiten. Ich nahm mir fest vor, den eventuell aufkommenden Frust nicht an meinen Kollegen auszutoben. Dieser Vorsatz gelang meist, aber leider nicht immer.

Die wöchentlichen Sitzungen verliefen immer nach demselben Muster. Zuerst Wiegen – mit Schuhen und Kleidern ging es auf die Waage, die mühelos 150 Kilogramm schafft. Nach der zweiten Sitzung pendelte sich das angezeigte Gewicht bei mir bei 111,9 ein – fast zwei Kilogramm mehr als zu Hause. Der immer gleiche Frust, obgleich man weiß: Dies ist kein Wunder! Es ist bereits abends und man hat eben einiges an Kleidung an. Außerdem: Wer weiß, ob die Eichung der Waage zu Hause stimmt? Danach folgten Blutdruckmessen, der Besuch beim jungen, sehr sympathischen Arzt, der nochmals nach der Motivation und den allgemeinen Erwartungen und Zielen fragte. Danach wurden die Beutel ausgegeben – 40 Stück für die erste Woche, fünf pro Tag plus Reserve. Die Geschmacksrichtungen gingen von süß wie Schokolade bis pikant wie Kartoffel-Lauch-Suppe.

In der Gruppensitzung ging es anfangs meist munter,

interessiert und lebhaft zu. Die Zeit verging im Nu. Freundschaften schlossen sich (eine hält bis heute) – und uns alle vereinigte die Mutter aller Fragen: Was hat uns nur so fett werden lassen?! Und wie werden wir das Fett wieder los? Wenn wir uns erst näher kennenlernen würden, würden wir es wissen. Wir stellten unisono eines fest: Obgleich wir fett waren (von 100 bis fast 140 Kilo), waren wir (bis auf wenige Ausnahmen) gepflegt, gut angezogen und hübsch anzusehen. Fett sein bedeutet eben nicht automatisch, sich in Schlabberzeug zu hüllen, ungepflegt und hässlich auszusehen. Und dennoch, wir waren uns auch einig: Das tollste Kleid und der hübscheste Rock taugen nichts, wenn sie in Größe 52 und größer daherkommen. Unser alles bestimmendes Ziel: Wir wollten in erster Linie wieder gesund, aber auch wieder attraktiv werden.

An die Anfänge der Diät erinnere ich mich mit Schrecken. Nachdem ich es – siehe oben – die Woche davor so richtig hatte krachen lassen mit allem, was mir kulinarisch lieb und teuer war, knurrte am ersten Diättag mein Magen wie besessen. Das war ein harter Einstieg – dank meiner Unvernunft nicht anders zu erwarten, und dennoch: Ich bereute nichts! Der erste Tag war also extrem unangenehm – ständig litt ich unter heftigen Essensvisionen (der Lebkuchen …), und es plagte mich ein hartnäckiges Hungergefühl. Außerdem wäre es einfach zu viel behauptet, wenn man die Beutel als kulinarischen Hochgenuss bezeichnen würde. Es ist eine zweckmäßige Nahrung, die den Körper auf einem Mindestniveau am Laufen hält, Muskeln und Gehirn funktionieren lässt – das ist es dann aber auch schon. Von wirklich schmackhaft kann keine Rede sein. Manche Geschmacksrichtungen waren gut zu verkraften (etwa Schoko, Vanille oder Kaffee), wiederum andere erwiesen sich als einzige Geschmacksverirrung (zum Beispiel Tomate oder Erdbeere). Man hatte ständig das ungute Gefühl, Chemie pur zu sich zu nehmen, und sehnte sich bereits nach wenigen Tagen Diät nach dem Geschmack eines echten Apfels oder eines echten Stückes Brot. An die Zeit, die noch vor einem liegt, darf man in solchen Momenten nicht denken, sondern einfach nur daran, was heute und jetzt stattfindet und welches Ziel man erreichen will. Apropos Ziel: Setzen Sie sich niemals mehr als fünf Kilo auf einmal als Ziel! Im Fünf-Kilo-Rhythmus nimmt es sich viel entspannter ab, als wenn man sich vornimmt, 50 Kilo auf einen Schlag loszuwerden.

Das Trinken war anfangs auch ungewohnt, ja belastend. Wir sollten idealerweise drei Liter am Tag trinken – ich fühlte mich nach kurzer Zeit wie ein Wasserbüffel, auch wenn mir der Verstand natürlich die Notwendigkeit dieser Flüssigkeitszufuhr bestätigte. Ist ja nichts Neues, dass Trinken während einer Diät elementar wichtig ist. Und dennoch fiel mir das Trinken schwer, da ich als typische Dicke eben immer im Übermaß gegessen, aber nicht im Übermaß getrunken hatte. Ich hatte doppelt Pech mit meinem Diätstart, da ich am Tag 2 eine Dienstreise nach Hamburg antreten musste, was alles andere als angenehm war. So musste ich – um nicht aufzufallen – beispielsweise im Toilettenvorraum des Hotels den Beutel anrühren und konnte auch nicht teilnehmen am gesellschaftlichen Gettogether. Ich kann nur jedem raten, der solch ein Programm starten will, möglichst einen regelmäßigen Tagesablauf (zu Hause oder im Büro) einzuhalten. Auf Reisen (dienstlich oder privat) sollte man, so gut es geht, verzichten. Jedenfalls fühlte ich mich nach der Rückkehr von dieser unglücklich gelegenen Dienstreise körperlich so elend wie lange nicht mehr. Fortan mied ich in der Flüssigphase jede Reise.

Die reine Beutelphase, in der also täglich nur fünf Beutel zu sich genommen werden dürfen, dauert drei bis vier Monate, danach steigt man langsam aus und nimmt peu à peu wieder feste Nahrung zu sich. Ganz langsam, ganz behutsam. Während der aktiven Phase der Diät nimmt man sehr schnell ab – durchschnittlich 17 bis 24 Kilo. Danach geht es deutlich langsamer, und wer nicht aufpasst, läuft Gefahr, wieder zuzunehmen.

Ein Spaziergang ist die Formuladiät gewiss nicht, da sie neben dem Alltag mit all seinen Belastungen durchgeführt wird. Ich fühlte mich ganz oft miserabel, schlapp, müde, kraftlos, hatte Kopfschmerzen und andere Wehwehchen. Meine Leberwerte wollten und wollten nicht besser werden (auch das Fett wird über die Leber abgebaut) – im Grunde hat es zwei Jahre gedauert, bis sich mein Stoffwechsel wieder einigermaßen regeneriert hatte. Eine recht lange Zeit, aber gemessen an den langen Jahren des maßlosen Essens wiederum nicht.

Bäume ausreißen konnte ich in der Phase 1 der Diät wahrhaftig nicht. Die Nahrung reicht gerade eben für die Basisfunktionen des Organismus – das merkte ich an allen Ecken und Enden. Und noch eine Enttäuschung wartete auf mich. Ich dachte, wenn erst mal die Pfunde purzeln (und das taten sie munter), würde ich high vor Glück. Nichts tat sich. Ich fühlte mich weder euphorisch (dieses Gefühl soll sich bei 850 Kalorien am Tag schon mal einstellen, sagt man) noch optimistisch noch siegessicher noch überbordend. Ich war in einer merkwürdig dumpfen Stimmung gefangen, in einer Moll- und nicht in einer Dur-Stimmlage, ich fühlte mich ein wenig wie unter einer Käseglocke. Das war merkwürdig, und das hatte ich so nicht erwartet. Anderen ging es übrigens ähnlich.

Später dann, als die ersten zehn bis 15 Kilo weg waren, begann die Phase der Gefühlsachterbahn. Heute himmelhochjauchzend, morgen zu Tode betrübt. Stellen Sie sich (und Ihre Familie) darauf ein, dass mit einer solch radikalen Lebensumstellung alles aus den Fugen geraten kann. Während der Diät – und erst recht danach. Man warnte uns zu Programmbeginn: Beziehungen und Ehen sollen schon gescheitert sein, weil Programmteilnehmer sich nach der Kur vollkommen verändert hatten. Und, in der Tat, das ist sehr gut möglich. Stellen Sie sich einen traurigen Fettkloß vor, der während der Diät und danach (40 Kilo schlanker) ein völlig neues Selbstbewusstsein gewinnt. Der sich nun vielleicht nicht mehr von der Familie knechten lässt, der wieder Chancen hat beim anderen Geschlecht, der vielleicht beschließt, beruflich neu Fuß zu fassen – ein neuer Mensch ist geboren. Und nicht alle finden das toll. Vielen flößt eine solche Veränderung Furcht ein, die meisten betrachten das Ganze mit einem hohen Maß an Misstrauen. Wir hatten eine verheiratete Frau in unserer Gruppe, die von ihrem Partner systematisch in ihren Bemühungen sabotiert wurde. Dieser Mann wollte seine *alte* Frau zurückhaben, die neue war ihm verdächtig. Übrigens hat diese Frau das Programm vorzeitig abgebrochen. Was aus ihr geworden ist, weiß ich nicht und will es mir auch gar nicht erst vorstellen.

Die Gefühlsachterbahnen bekam ich übrigens ganz gut

in den Griff, da ich mich mit zwei Frauen aus der Gruppe angefreundet hatte, mit denen ich über alles reden konnte. Wir hatten vieles gemeinsam und sprachen dieselbe Sprache. Wir trafen uns von Zeit zu Zeit bei mir zu Hause, immer dann, wenn ein weiterer Meilenstein erreicht worden war. Kichernd wie Teenager fläzten wir uns auf meinem Bett, tranken (verbotenen) Champagner und probierten unsere Garderobe durch. Und feierten jedes Stück, das aus der Elefantenriege flog. Praktischerweise waren wir alle unterschiedlich dick. Eine Freundin war dünner als ich, die andere dicker. So konnten wenigstens zwei von uns von den aussortierten Kleidern der anderen profitieren, was sich als recht hilfreich erwies. Wer 50 Kilo und mehr abnimmt, wird seine Garderobe bis zu dreimal vollkommen ändern müssen – für die Interimszeit reicht dann durchaus Secondhandware. Übrigens noch ein Tipp: Manche aus unserer Gruppe bewahrten ihre zu groß gewordenen Kleider in einem Koffer im Keller oder auf dem Dachboden auf. Großer Fehler! Denn das beweist nichts anderes, als dass das Unterbewusstsein bereits das Rückfahrticket in die fetten Zeiten gezogen hat. Also: Was nicht mehr passt, fliegt raus oder wird verschenkt. Und wenn der Fummel noch so teuer war.

TIPPS

• Ein Gruppenprogramm hat immer Vor- und Nachteile – machen Sie sich dies von vornherein klar. Mit der Zeit stellen sich Aggressionen ein, auf die Sie vorbereitet sein sollten. Überrascht Sie so eine Situation mental nicht, werden Sie auch gelassener mit ihr umgehen können.

• Setzen Sie sich immer nur überschaubare Ziele (maximal Fünf-Kilo-Schritte).

• Akzeptieren Sie Gefühlsachterbahnen zu Beginn und im Verlauf der Lebensumstellung. Bereiten Sie auch Angehörige darauf vor, dass Ihr Gefühlsleben aus dem Gleichgewicht geraten kann.

• Entsorgen Sie ausrangierte Kleidung augenblicklich. Aufheben suggeriert nur, dass Sie innerlich damit rechnen, sie eines Tages wieder zu brauchen.

Stufe 2: Umstellen auf normale Kost

In der Umstellungsphase wurde es für die meisten in der Gruppe richtig schwierig: Wir mussten uns wieder langsam, aber sicher an das normale Essen gewöhnen. Niemals werde ich das Glück vergessen, als ich – nach monatelangem Beutelfraß – endlich wieder ein Stück gedämpften Apfel und einige Löffel Reis zu mir nehmen durfte. Meine Geschmacksnerven waren sensibilisiert wie nie – und meine Demut vor Lebensmitteln auch. Ich lernte den Wert von Nahrung und ihren Genuss wieder schätzen – kein schlechter Nebeneffekt übrigens.

In der ersten Umstellwoche wird pro Tag ein Beutel weggelassen und durch eine leicht verdauliche Kleinigkeit ersetzt, in der zweiten Woche sind es zwei Beutel, in der dritten drei, in der vierten vier Beutel und schließlich stellt man ganz auf normale Ernährung um. Bei mir verlief alles anders als bei den anderen. In der reinen Fastenphase (ich gebe aber gerne zu, dass ich diese nicht lupenrein durchgehalten und gelegentlich geschummelt hatte … wie übrigens fast alle!) war ich unter denen, die am wenigsten abgenommen hatten. Aber dann kam meine große Zeit. Während der Umstell- und Stabilisierungsphase nahm ich ungeheuer viel ab. Ich war durch den erheblichen Gewichtsverlust inzwischen sehr motiviert. Und, das vielleicht Entscheidende: Ich spürte, wie das Leben in mich zurückkehrte. Im Herbst 2001 hatte das Programm begonnen – und meine Wiedergeburt erfuhr ich im Februar 2002. Das erste Mal nach vielen Jahren verreiste ich, allein. Ich fuhr zu einem Freund nach Florenz und weiß es noch wie gestern, wie ich diese Reise genoss. 40 Kilo leichter als zu Diätbeginn saß ich im Zug, schaute in das Schneetreiben am Brenner hinaus und bemerkte zum ersten Mal wieder, dass mich Blicke trafen. Andere als sonst. Interessierte, wohlwollende. Und ich war auch offenbar wieder als weibliches Wesen existent. Ich verspürte in diesen Momenten eine heftige Welle des Glücks. Dafür hatte es sich gelohnt, dafür würde es sich immer wieder lohnen – das Leben strömte in mich zurück. Wunderbar.

Die meisten in meiner Gruppe hatten jedoch mit dieser Phase der Umstellung (die ausgerechnet in die Zeit direkt vor Weihnachten fiel) enorme Probleme. So war bei manchen durch die vorweihnachtlichen Anfechtungen, denen sie nicht standhielten, geradezu ein Damm gebrochen – und alles, was in der Beutelphase mühsam abgenommen worden war, war in Kürze wieder auf den Rippen. Eine trostlose, deprimierende Erfahrung. Die meisten konnten aber trotz Weihnachten und der Festtage ihr erreichtes Gewicht annähernd halten, doch die Umstellung setzte allen zu. Das Abnehmen ging nicht mehr so leicht voran wie am Anfang – außer bei mir und einem *Kollegen,* der ebenso munter weiter Pfunde verlor. Ich denke, dass ich deshalb so erfolgreich war, weil ich stur jeden Tag (ob morgens oder abends) – neben dem üblichen Gruppen-Sportprogramm – noch eine Stunde in den Park zum Walken ging, dass ich mir fantasievolle Gerichte ausdachte, die ich dann kunstvoll in Szene setzte und sehr bewusst verspeiste; und dass ich eben so beglückt war durch das Fühlen der Wiederkehr von Lebendigkeit und Lebensfreude. Das alles waren motivierende Elemente, die mich vorantrieben. Und die Erkenntnis, dass ich bereits Mitte 40 war, das Leben nicht länger auf mich warten würde und ich auch nicht mehr für den Rest meines Lebens als Single durchs Leben gehen wollte. Ich hatte also einen Sack voll guter Gründe, weiterhin bei der Stange zu bleiben. Und das tat ich – zum Staunen meiner Freunde und Familie, die ja bis dato immer nur ein Scheitern erlebt hatten.

Im April 2002 kam dann noch ein weiterer perfekter Katalysator für den Erfolg hinzu: Ich verliebte mich. In den Mann, mit dem ich mittlerweile sehr glücklich verheiratet bin. In den ersten Monaten des Verliebtseins brauchte ich kaum etwas zu essen – ich war vollkommen losgelöst, ich lebte, ich liebte, ich wurde begehrt, ich hatte wieder Sex, eben all das, was ich lange vermisst hatte: Zweisamkeit und einen Menschen an meiner Seite, der mich liebte, so wie ich war. Und das *so wie ich war* war gar nicht ohne. Ich brauche mich nur im Spiegel zu betrachten, um immer wieder aufs Neue damit konfrontiert zu werden. Da meine Haut offenbar von überdurchschnittlich guter Qualität ist (wie die Ärzte sagten), bin ich nicht sehr knittrig aus dem Abnehmmarathon herausgegangen. Mein Gesicht ist nach wie vor rosig, mit wenig Falten gekrönt und immer noch recht jugendlich anzuschauen (danke, liebe Natur!). Aber natürlich hat das Gewebe insgesamt extrem gelitten. Zum Glück hatten sich die vielen Kilos gut verteilt – und sich nicht konzentriert (wie bei so vielen) an Bauch, Beinen oder Po. Bei mir saß das Fett überall – und das ist ein Segen, wenn man sehr viel abnehmen will. Dennoch: Ich kann heute kein Kleid mehr mit Spaghettiträgern anziehen, keine kurzen Röcke – und im Badeanzug zeige ich mich nur noch mit Pareo. Aber: Angezogen sehe ich gut aus. Ich habe mir bis heute eine Konfektionsgröße um die 40 gewahrt (je nach Lage) – darüber möchte ich nicht mehr kommen. Und ich achte darauf. Nicht, indem ich täglich auf die Waage gehe (eigentlich tue ich das nur, wenn die Warnlampe rot zeigt – um mich zu bestätigen), sondern indem ich registriere, dass Bünde zu knapp werden und Blusen sich nicht mehr locker schließen lassen. Dann ist es an der Zeit, kürzer zu treten.

Wenn man über 40 ist, wenn das Bindegewebe ohnehin nicht das beste ist, dann kann ein erheblicher Gewichtsverlust ernsthafte Folgen für die Haut haben. Ich habe während des gesamten Programms meine Haut eisern mit Wechselduschen und Bürstenmassagen traktiert. Mehrfach die Woche. Mehr kann man nicht tun, weniger sollte es auch nicht sein. Gymnastik kommt selbstverständlich dazu. Entweder man arrangiert sich (so wie ich, wenn das Ergebnis am Ende vertretbar ist), oder aber es werden eine oder mehrere Operationen fällig. Doch Vorsicht! Ich kenne Frauen, die eine (notwendige) Fettschürzen-Operation haben durchführen lassen und die danach auf den Geschmack gekommen sind, ganz nach der Devise: So einfach war das also, besser auszusehen! Was folgte, war eine Kaskade von Operationen: Oberschenkelstraffung, Oberarmlifting, Busenverkleinerung, Doppelkinnstraffung, Fettabsaugen des restlichen Fetts, Modellage von diesem und jenem. Diese Frauen werden süchtig nach Schönheitsoperationen, sie tappen der einschlägigen (und boomenden) Branche in die Falle und zappeln darin. Ganz abgesehen davon, dass jede Operation mit einem erheblichen Risiko verbunden ist, bleiben auch Narben nach solchen Eingriffen – und hier beginnt die Abwägung. Was ist schöner? Ein schlaffes Gewebe oder hässliche Narben, die einen aussehen lassen, als sei man unter einen Mähdrescher geraten?

Manchmal kommt man allerdings um Operationen nicht herum. Wir hatten in unserer Gruppe einen (einst) extrem schwergewichtigen Mann mit einer gewaltigen Fettschürze, die ihm förmlich aus der Hose quoll. Dieser arme Kerl musste sich operieren lassen, es führte kein Weg daran vorbei. Der Eingriff war, so seine Erzählung, extrem belastend und setzte ihn wochenlang schachmatt. Heute ziert ihn eine gewaltige Narbe. Wird er – etwa im Schwimmbad – nach der Narbe gefragt, erzählt er immer wieder neue, spannende, gruselige Geschichten. Ihm gefällt es, auf diese Weise im Mittelpunkt zu stehen. Vielleicht ist es ihm mit dieser ungewöhnlichen Flirtmethode sogar geglückt, seine künftige Frau zu angeln, denn auch dieser Absolvent unserer Gruppe ist inzwischen glücklich unter der Haube …

Wie ging es bei mir weiter? Ich war also verliebt und lernte langsam wieder, mit meinem (wie ich selbst urteile) deformierten Körper umzugehen. Mein heutiger Mann hat mir damals sehr geholfen, mein Selbstwertgefühl auch als

Frau zurückzugewinnen, was sicherlich nicht einfach war. Aber es gelang, und dafür bin ich sehr dankbar. Heute freue ich mich, dass ich tragen kann, was immer ich möchte (bis auf Extremes – siehe oben), dass ich ohne Beklemmungen einkaufen gehen kann, dass ich erlebe, wie schöne Kleidung Stimmung und Selbstbewusstsein erhöht und damit ein wenig zur besseren Lebensqualität beiträgt.

Zum Ende der Stabilisierungsphase wurde mit allen Teilnehmern ein pädagogisch äußerst einprägsamer Test durchgeführt. Ich hatte ja nun nahezu 50 Kilo abgenommen und musste einen Kittel mit ganz vielen Taschen anlegen. In diesen Taschen versenkte man – verteilt auf viele kleine Portionen – Gewichte von circa 50 Kilo. Ich spürte, wie das Gewicht immer drückender, immer schwerer wurde. Mit diesem Kittel angetan, musste ich dann einen Flur entlanggehen, danach eine Treppe runter und rauf und wieder zurück ins Behandlungszimmer. Was soll ich Ihnen sagen? Ich brach unter der Last fast zusammen! Das hatte ich also über zehn Jahre lang mit mir herumgetragen! Freilich hatte sich mein Körper erst nach und nach, in kleinen Schritten, an das enorme Gewicht, das ich zum Schluss hatte, gewöhnt, aber dennoch. Fast 130 Kilo hatte mein Körper schleppen müssen, über Stock und Stein, treppauf, treppab, sommers wie winters. So wurde mir mehr als deutlich vor Augen geführt, was ich meinem armen Körper zugemutet hatte. Ich wundere mich noch im Nachhinein, wie lange und geduldig er diese Last getragen hat – bis er mir schließlich zu verstehen gab, dass es so nicht mehr weitergehen konnte. Erleichtert legte ich den Kittel zur Seite und nahm mir – erneut – vor, es niemals wieder so weit kommen zu lassen.

Zum Schluss noch ein Rat: Bei psychisch bedingten Essproblemen ist Visionalisierung eine gute Methode. Wenn ich gelegentlich in eine Fressphase abgleite (und die gibt es bis heute, wenn auch sehr viel moderater), dann stelle ich mir immer wieder diesen Kittel vor und wie sehr ich unter seiner Last geächzt habe. Übrigens: Dieses Bild wirkt sehr viel effektiver auf mein Unterbewusstsein als ein Foto aus der Zeit meines (realen) Dicken-Daseins.

TIPPS

- Behutsame Umstellung von flüssiger zu fester Nahrung funktioniert nur schrittweise und (idealerweise) mit ärztlicher Betreuung.
- Halten Sie Ihre Haut mit Wechselduschen und Bürstenmassagen elastisch.
- Nach Umstellung: Tägliche Bewegung ist jetzt wichtig, um dem Jo-Jo-Effekt vorzubeugen.
- Gehen Sie jetzt lange aufgeschobene Lebenspläne neu an. Eine erste Reise? Ein neuer Job? Neue Beziehungen? Die Welt steht Ihnen offen.
- Geben Sie neu erwachten Gefühlen mit Wonne nach.
- Wägen Sie Schönheitsoperationen sorgfältig ab! Entscheiden Sie sich nur dann dafür, wenn sie medizinisch wirklich unvermeidbar sind.

Stufe 3: Stabilisieren und intensivieren

Plötzlich sind 52 Wochen vorüber und man steht allein da. Ungewohnt, aber auch befreiend – jedenfalls empfand ich das so. Ich hatte genug von der Gruppe. Wie ich eingangs schon beschrieb: Der anfängliche Leidensdruck und das Sich-Wohlfühlen unter Gleichgesinnten war mit der Zeit einer gewissen Gereiztheit gewichen, was mit vielem zu tun hatte; dem Stress des Abnehmens (für den Körper bedeutet dies ja Schwerstarbeit), mit dem Stress der Veränderungen, mit dem Stress durch andere, innerhalb und außerhalb der Gruppe. Wir alle waren dünnhäutig geworden.

Nicht nur Pfunde schmolzen, sondern auch unser Nervengerüst war wackelig geworden. Unsere Therapeutin nahm in den Gruppendiskussionen (verständlicherweise) prinzipiell auf die Schwächsten Rücksicht. Die anderen langweilten sich und blieben den Sitzungen schließlich immer öfter mit fadenscheinigen Entschuldigungen fern. So gesehen ist nach 52 Wochen Gemeinsamkeit gewissermaßen ein natürliches Ende erreicht. Jeder muss seinen Weg allein weitergehen, in seiner eigenen Realität – und das ist gut so.

Am besten, Sie stellen sich vor Beginn des Programms darauf ein, dass die Gesetze der Gruppendynamik immer und überall gültig sind. Je intensiver man darauf vorbereitet ist, desto besser.

Man steht also nach dem Programm alleine da, sagte ich. So ganz stimmt das natürlich nicht, sondern nur in meinem persönlichen Fall, weil ich aus besagten Gründen froh war, die Gruppe los zu sein. Den Teilnehmern des Programms wird aber eine Reihe von Möglichkeiten geboten, um weiterhin unter Kontrolle zu sein. Für viele ist das sehr wichtig, um nicht in alte Muster zurückzufallen. So werden angeboten: eine fortführende Betreuung durch das Team, weitere (und freiwillige) Gruppentreffs auch außerhalb des Zentrums, Betreuung durch den Hausarzt, Selbsthilfegruppen und Sportvereine. Wer also noch den Eindruck hat, allein instabil zu sein, wird Hilfe finden können.

Ich persönlich habe allerdings die Erfahrung gemacht, dass man irgendwann auf eigenen Füßen stehen muss, dass man die Zeit danach durchaus offensiv und mutig angehen sollte. Worauf warten?

Und noch etwas sollte man lernen: mit Stagnation zu leben und gelassen damit umzugehen. Es passiert sehr häufig, dass in der Umstellungs- und Stabilisierungsphase ein sogenanntes *Plateau* erreicht wird. Nichts geht mehr, das Gewicht stagniert über Wochen oder gar Monate. Jeder der über einen langen Zeitraum abnimmt, wird ein- oder mehrfach ein solches Stadium erreichen. Das ist kein Grund zur Besorgnis – man darf nur nicht aufgeben. Der häufigste Grund für das Stagnieren des Gewichts ist die Körperanpassung an das Abnehmen. Je mehr Gewicht abgenommen wird, desto zäher wird der Rest hergegeben. Ein weiterer Grund kann das Speichern von Flüssigkeit sein oder mit dem Menstruationszyklus zusammenhängen.

Wichtig allein ist nur: sich nicht beirren lassen, einfach weitermachen! Der Weg ist das Ziel.

• Haben Sie keine Angst vor dem Ende des Programms. Sie können auf Ihre neu erwachte Stärke vertrauen.

• Nehmen Sie zusätzliche Hilfsangebote an, wenn Sie diese brauchen. Verlassen Sie sich in der Zeit danach jedoch bald und zunehmend auf sich selbst.

• Bleiben Sie mit anderen Teilnehmern in Kontakt. Tauschen Sie sich regelmäßig aus, motivieren Sie sich gegenseitig.

• Akzeptieren Sie Plateaus, die wochenlang dauern können.

• Aber geben Sie niemals auf – irgendwann geht es mit dem Gewicht weiter abwärts.

• Wenn Sie merken, dass Sie drohen, in den alten Schlendrian zurückzufallen: Suchen Sie Hilfe auf, warten Sie nicht.

Stufe 4: Bewegung – regelmäßig und effektiv

Wer zu viele Kilos mit sich herumschleppt, wird träge und schwerfällig. Ich habe selten einen dicken Menschen erlebt, der mit Freude und Elan einem natürlichen Bewegungstrieb nachgegangen wäre. Anders lautende Behauptungen gehören in das Land der Sagen und Märchen oder entsprechen einem Wunschdenken. Es ist weder einfach noch für den Körper ungefährlich, Massen von 120 Kilo und mehr zu bewegen. Da lässt man es dann (intuitiv) lieber gleich bleiben. Außerdem gibt es nirgendwo so zahlreiche Ausreden, als wenn es um das Vermeiden von Bewegung geht. Einmal ist es zu heiß draußen, dann zu kalt.

Heute ist man zu müde, morgen zu angeschlagen. Dann hat man einfach keine Zeit, oder aber es warten dringende Aufgaben. Wir alle sind Meister im Erfinden von Entschuldigungen und Rechtfertigungen jeglicher Art.

Dabei ist moderater, sinnvoller Sport in allen Gewichtsklassen möglich. Wer stark übergewichtig ist, muss, ehe er sich sportlichen Aktivitäten zuwendet, in jedem Fall immer einen Arzt aufsuchen, der die individuelle Belastungsfähigkeit feststellt. An dieses Resultat schließen sich dann Art, Häufigkeit und Intensität der Bewegungstherapie an. Übrigens: Abnehmen werden Sie mit sportlicher Betätigung allein nur sehr wenig, aber sie hilft, erneutes Zunehmen zu verhindern, also das Gewicht zu halten, das Gewebe zu straffen und die körperliche Belastbarkeit wieder langsam, aber stetig auf Touren zu bringen. Und das sind die entscheidenden Punkte. Abnehmen mit Sport kann nur, wer gleichzeitig die Nahrungsbilanz nach unten korrigiert.

Wer eine drastische Diät durchläuft – wie ich zu Beginn mit dem Klinik-Programm –, hungert und nimmt ab, was auch zu einem Abbau von Muskeln und Knochenmasse führt, auch wenn die Formuladiät versucht, dies durch den hohen Eiweißgehalt zu vermeiden. Ganz gelingt dies nicht. Nur Sport wird diesen Teufelskreis des Muskelabbaus unterbrechen. In meinem Fall sah der Sport während der aktiven Phase des Programms so aus: Ganz zu Beginn gingen wir in der Gruppe ein Mal in der Woche zügig im nahe gelegenen Park spazieren; erst zehn, dann 20, später 30 Minuten. Abwechselnd gab es Wassergymnastik und Gymnastik, beides auf sehr dicke Menschen zugeschnitten. Leider hatten wir das Pech, eine pädagogisch nicht sonderlich geschulte Physiotherapeutin zu haben, sodass der Unterricht mir mäßig Spaß machte und hinter seinen Möglichkeiten zurückblieb.

Und da sind wir gleich bei einem anderen wichtigen Punkt: Soll Sport wirklich effektiv sein, muss er Freude machen und regelmäßig stattfinden. Nur so kann der Stoffwechsel angeheizt werden, können Muskeln entstehen – und somit mehr Fett verbrannt werden. Drei- bis viermal die Woche ist dabei das absolute Minimum. Noch besser wäre es allerdings, man würde täglich eine kleine Bewegungseinheit einplanen (und sei es nur der abendliche 20-minütige rasche Spaziergang ums Haus). Man kann sich an täglichen Sport gewöhnen wie an das Zähneputzen, und ebenso selbstverständlich sollte er auch werden. Wer ein Sportmuffel ist, sollte sich einfach (immer wieder) sagen, dass es hier um das eigene Wohlbefinden geht, um das Verzögern des Alterungsprozesses, um das Stabilisieren des Gewichts und um die Förderung sowie Stärkung eines fettkillenden Stoffwechsels.

Wann Sie Sport treiben, ist nicht so entscheidend. Entscheidend ist, *dass* Sie es tun. Natürlich gibt es auch zu dieser Frage verschiedene Theorien. Manche Sportärzte raten dazu, Sport prinzipiell am frühen Morgen zu betreiben, da man so den Stoffwechsel bereits vom Start des Tages weg auf Touren bringt und dieser Effekt den ganzen Tag über zum Tragen kommen soll. Ein weiteres Argument ist, dass man so keine Ausflüchte suchen kann, da jeder am frühen Morgen Zeit hat. Das alles klingt plausibel, aber: Ich halte es für wenig zielführend, wider den eigenen Biorhythmus zu agieren. So gibt es die Nachtigallen und Eulen unter uns, diejenigen, die schon sehr zeitig sehr fit sind, und die anderen, die erst im Verlauf des Tages richtig wach werden. Darauf muss man Rücksicht nehmen. Übrigens: Neuere Studien kommen wiederum zu einem ganz anderen Ergebnis. Wer morgens joggt, walkt oder schwimmt, hat ein höheres Risiko, an einer Infektion zu erkranken. Dies fanden englische Forscher an der Brunel-Universität, Middlesex, heraus. Sie hatten den Speichel von 14 Leistungsschwimmern morgens und abends vor und nach einer Trainingseinheit untersucht. Die veränderte Zusammensetzung des Speichels gab Auskunft über die aktuelle Abwehrlage des Immunsystems der Schwimmer. Danach deuten die Ergebnisse darauf hin, dass es besser ist, abends Sport zu treiben: Das Immunsystem ist morgens weniger leistungsfähig als abends.

Also, nichts Genaues weiß man nicht. Hören Sie einfach auf Ihren eigenen Bauch und Biorhythmus – so liegen Sie sicher richtig. Außerdem: Bei einem sehr dicken Menschen ist jede Art der Bewegung bereits ein Fortschritt, ganz gleichgültig, wann diese stattfindet. Wir in unserer Gruppe haben es zum Beispiel als sehr angenehm empfunden, im Park zu spazieren, als es schon dunkel war. Die Dunkelheit verschluckte uns gnädig …

Man unterscheidet aerobe und anaerobe Ausdauer. Anaerobe Ausdauer liegt vor, wenn die Sauerstoffzufuhr zur oxidativen Verbrennung unzureichend ist und andere Stoffwechselvorgänge (zum Beispiel Milchsäurezyklen) eine Rolle spielen. Bei der aeroben (= sauerstoffabhängigen) Ausdauer steht für die Energiebereitstellung ausreichend Sauerstoff zur Verfügung. Ideal als Sportart für dicke Menschen eignet sich Walking. Man bewegt sich draußen an der frischen Luft, bekommt alle Jahreszeiten mit, kann dies allein oder in der Gruppe tun, muss nichts Neues dazulernen – und es gibt immer und überall ein passendes Trainingsareal. Beim Walking werden die aeroben Enzyme, die bei der Fettverbrennung helfen, vervielfacht – was sich günstig auf den Stoffwechsel auswirkt. Weitere Vorteile des Walkings: Außer guten Schuhen braucht man keine teure Ausrüstung, Muskeln und Gelenke werden kaum belastet, der Verschleiß ist also gering. Wichtig ist aber auch hier die richtige Technik. Walking heißt nicht, langsam vor sich hin zu schlendern, sondern mit Energie und Elan (also mit einer gewissen Körperspannung) rasch zu gehen. Am besten atmet man durch die Nase ein und durch den Mund aus. Das Luftvolumen, welches geatmet wird, ist so am größten, außerdem wird die Luft im Winter aufgewärmt. Versuchen Sie, vom Start weg ganz bewusst so tief und langsam wie möglich ein- und auszuatmen. Diese Art der Atmung sollte auch bei höherem Tempo beibehalten werden. Die Vorteile: erhöhte Menge an aufgenommener Luft pro Minute, weniger Atemzyklen notwendig, bessere Sauerstoffausbeute wegen längerer Verweildauer der Luft in der Lunge; daher optimale Bindung von Sauerstoff an Hämoglobin (roter Blutfarbstoff) möglich.

Je nachdem, wie fit Sie sind, werden Sie schneller und länger gehen können. Oder auch nicht. Das Schöne am Walking ist ja, dass Sie selbst das Tempo bestimmen. Der vollkommen untrainierte Anfänger braucht für einen Kilometer vielleicht 20 Minuten, am Ende wird man immer schneller. Und je schneller Sie werden, desto fitter werden Sie, desto mehr Gewicht verlieren Sie. Das alles sollte aber ohne Stress und allzu viel Ehrgeiz vonstatten gehen. Lassen Sie Ihrem Körper die Zeit, die er braucht. Vor allem, wenn er lange aus der Übung war. Ein Tipp: Gehen Sie, wenn Sie noch sehr dick sind, anfangs allein. Man ist in diesem Stadium einfach zu sehr mit sich selbst beschäftigt, um sich noch auf andere zu konzentrieren. Vor allem aber kann man so sein eigenes Tempo bestimmen, Pausen machen, wann man will, und auch die Länge des Programms gemäß der eigenen Kondition festlegen. Ist man mit anderen unterwegs, kann einen das ganz unnötig unter Druck setzen, vor allem, wenn man die/der Schwächste im Bunde ist.

Fortgeschrittene gehen vom Walking zum Powerwalking über. Vorsicht hingegen ist bei Jogging geboten. Manchmal raten unvernünftige Physiotherapeuten und Ärzte selbst dicken Menschen dazu, diesen Sport auszuüben. Alles was man damit erreicht, ist die Gefahr, dass Gelenke verschleißen, Sehnen und Bänder über Gebühr belastet werden und der (ungeübte) Kreislauf völlig aus den Fugen gerät. Walking oder Nordic Walking sind unbedingt vorzuziehen. Ein Training mit Gewichten im Fitness-Studio ist in der ersten Phase der Gewichtsabnahme überflüssig. Wer abnehmen will, muss den Stoffwechsel ankurbeln – und das geht eben am besten mit aerobem Training. Zwar beschleunigt auch das Gewichtestemmen den Herzschlag, aber im Verhältnis zum Walking trainiert es nicht die allgemeine und wichtige Grundlagenausdauer, der Stoffwechsel wird so auf Dauer nicht verändert. Gut sind ferner: Radfahren (draußen oder auf dem Heimtrainer), Skilanglauf (hoch aerobes Ganzkörpertraining), Rudern (auf dem Wasser oder mit dem Heimgerät) und natürlich Schwimmen.

Neben dem Ausdauertraining ist Gymnastik für das

Straffen des Gewebes und die Dehnung der Bänder wichtig. War dann schon ein wenig abgenommen hat, kann zusätzlich mit leichtem Gewichtetraining beginnen, um die Muskelmasse zu fördern, die Gelenke zu kräftigen und die Knochendichte zu verbessern.

Ich hatte eingangs schon gesagt, dass Sport Spaß machen muss, sonst wird man sein Programm mit ziemlicher Sicherheit nicht durchhalten. Wichtig ist, dass man sich einen Sport aussucht, den man immer und überall ausführen kann (zum Beispiel Walking). Diese Sportart sollte man dann mindestens drei Mal in der Woche, besser noch täglich ausüben. Flankierend kann man ein oder zwei zusätzliche Sportarten auswählen (Gymnastik, leichtes Hanteltraining). Machen Sie sich in jedem Fall einen festen Wochenplan – je schulmäßiger, desto besser. Und halten Sie sich ohne Ausnahme (aber auch ohne Überforderung!) daran!

Gut fürs Abnehmen sind auch bescheidene sportliche Aktivitäten, die jeder in seinen Alltag integrieren kann, so zum Beispiel Treppensteigen. Zeigen Sie dem Lift die rote Karte und legen Sie ein paar Stockwerke per pedes zurück. Ihre Fitness wird es Ihnen danken. Fragen Sie sich, ob in der Mittagspause ein Spaziergang machbar ist. Auch Herumtoben mit Kindern und Gartenarbeit sind gut für die Fitness.

Gleichgültig, welche Aktivität Sie wählen: Achten Sie darauf, im richtigen Bereich zu trainieren, sprich mit der für Sie richtigen Intensität. Der beste Indikator, dass Sie beim Sport etwas falsch machen, ist, dass Sie kaum oder gar nie schwitzen. Sich also nicht richtig fordern. Schwitzen ist das sicherste Anzeichen dafür, dass sich der Stoffwechsel verändert. Und: Je besser man in Form ist, desto mehr schwitzt man und desto schneller fängt man beim Training an zu schwitzen. Da heute eine Reihe von (teilweise umstrittenen) Herzfrequenz-Thesen kursieren, die für dicke Menschen ohnehin mit Vorsicht zu genießen sind, sind Sie sicher am besten beraten, wenn Sie zu Beginn Ihres Trainings einen Arzt oder qualifizierten Sporttrainer fragen, wo Ihre maximale Belastung liegen darf.

Durch regelmäßigen Sport werden Sie nicht nur fitter (und lebensfroher), sondern es werden auch Risikofaktoren gesenkt. Blutfett-, Blutzucker- und Blutdruckwerte pendeln sich wieder im Normbereich ein, die Gerinnungsneigung des Blutes wird besser. Weitere schöne Nebeneffekte: Der Zellstoffwechsel wird angeheizt, das Immunsystem gestärkt, die Psyche aufgehellt. Je regelmäßiger jemand trainiert, desto niedriger sind seine Risikofaktoren, desto länger wird gleichzeitig die Phase des beschwerdefreien Lebens. Und wenn man mal wieder richtig genervt aus dem Büro kommt, wirkt eine Stunde moderater Sport an der frischen Luft Wunder: Stresshormone werden abgebaut, das Gute-Laune-Hormon Serotonin steigt – man fühlt sich wieder eins mit sich und der Welt.

TIPPS

- Regel Nummer Eins: Bewegung muss immer Spaß machen!
- Walking oder Nordic Walking sind ideale Sportarten für Übergewichtige.
- Ferner sind empfehlenswert: Schwimmen, Ski-Langlauf, Rudern, Radfahren.
- Machen Sie zwei Mal in der Woche zehn Minuten Gymnas-

tik oder Wassergymnastik, um das Gewebe zu straffen und die Gelenke zu kräftigen.

• Trainieren Sie anfangs allein, um das eigene Tempo zu bestimmen. Später ist Gruppentraining sinnvoll, da Sport mit anderen unterhaltsamer (und auch motivierender) sein kann.

• Arbeiten Sie einen Wochenplan aus – und halten Sie sich dran!

• Nur aerobes Training schafft es, den Stoffwechsel nachhaltig zu verändern.

• Trainieren Sie im richtigen Bereich.

• Keine Ausreden, wenn es um den Sport geht!

• Kaufen Sie sich im Sportgeschäft ein Flexband aus Latex mit Übungsanleitungen. Schon fünf bis zehn Minuten Training am Tag bauen Ihre Muskeln auf. Denn: Muskeln verbrennen Fett!

So viel Energie verbraucht ein 60-Kilo-Mensch pro 10 Minuten:

Tätigkeit	Verbrauch
Walken	66 kcal
Joggen	81 kcal
Radfahren	60 kcal
Spazierengehen	36 kcal
Gartenarbeit	51 kcal
Federball	71 kcal
Golf	51 kcal
Bügeln	20 kcal

Wer mehr oder weniger wiegt, kann pro Kilo ein bis zwei Kalorien Differenz veranschlagen. Ziel sollte sein: Pro Kilo

Körpergewicht mindestens fünf Kalorien täglich zu verbrennen. So können Sie Ihr Gewicht künftig – zusammen mit einer gesunden Ernährung – mühelos halten.

Stufe 5: Ernährung – das lebenslange Thema

Vom Falschen zu viel, vom Richtigen zu wenig – auf diese kurze Formel kann man es bringen, wenn fettreiche, nährstoffarme Kost zusammen mit schlechten Essgewohnheiten ihre Spuren in Form von Übergewicht hinterlassen. In einem der vorangehenden Kapitel habe ich propagiert, dass man sich während und auch nach dem Abnehmen alles gönnen sollte, wenn auch in Maßen und bestimmten Abständen. Ausgleich heißt dabei das Zauberwort. Will heißen: Erlaubt ist alles, aber nicht 365 Tage im Jahr. Stellen Sie Regeln auf, die Sie dann auch einhalten. Meine Regel sah so aus: Ich erlaubte mir ein Mal in der Woche etwas ganz Besonderes – Pizza, Spaghetti mit Öl und Knoblauch, ein Stück Schokoladenkuchen oder eine Brotzeit mit Käse und Wurst. Darauf freute ich mich und genoss jeden einzelnen Bissen dieser Speise mit großer Hingabe. Danach legte ich – zum Ausgleich – einen besonders mageren Tag ein. Dann gab es nur Obst, Magerquark oder gedünstetes Gemüse. Im Nu war die Sünde ausgeglichen. Inzwischen gibt es sogar neuere Forschungsergebnisse, die das intervallmäßige Essen (üppig/mäßig) empfehlen, weil es den Stoffwechsel verwirrt. So soll vermieden werden, dass der Körper die gefürchteten Notreserven anlegt; der Jo-Jo-Effekt soll damit Erfolg versprechend in Schach gehalten werden. Eine Methode, für die durchaus einiges spricht.

Jahrelang war mein Essverhalten in einer ganz bestimmten Bahn verlaufen – diese musste nun unterbrochen werden. Ich war – ich hatte davon berichtet – ein Mensch, der primär auf fettes Essen programmiert war. Alles was vor Fett triefte, liebte ich. Ich kann nicht behaupten, dass sich seit der Gewichtsabnahme an meinen Vorlieben für Deftiges viel geändert hätte, allerdings merke ich, dass, wenn ich – wie etwa zu Weihnachten – über die Stränge schlage, mir ein Übermaß an fettem Essen einfach nicht mehr bekommt. Mir ist unterschwellig übel, ich fühle mich kraft- und energielos und der Sport kostet (natürlich!) Überwindung. Kurz: Fettes Essen tut mir nur noch in Maßen gut.

So lernte ich fettarm zu kochen – die ersten Versuche fanden während der Umstellungs- und Stabilisierungsphase des Programms statt. Durch diese Erfahrung hatte ich eine (wichtige) Lektion gelernt: Fettarm zu kochen bedeutet keineswegs, auf Genuss verzichten zu müssen. Eine ganz neue Erkenntnis für mich. Ich ließ mich bekehren … aber einfach nur deshalb, weil mir das neue Essen schmeckte. In unserer Klinik-Versuchsküche lernten wir mit Anleitung einer Ernährungsfachkraft, wie wir künftig kochen sollten und welche Tricks es gibt, Fett einzusparen. Denn das A und O für einen dauerhaften Erfolg bei der Gewichtsreduktion ist, Fett einsparen beziehungsweise die für den Körper wesentlichen *guten* Fette wie Oliven-, Raps-, Sonnenblumen-, Distel- und Kürbiskernöle sowie Körner und Nüsse in knapper, aber ausreichender Menge zur Verfügung zu stellen.

Ein weiterer wesentlicher Punkt: Man sollte nur dann essen, wenn man wirklich hungrig ist. Nicht weil es 12 Uhr ist oder weil andere essen. Lernen muss man auch, aufzuhören mit dem Essen, wenn das Gehirn signalisiert, dass wir satt sind. Auch wenn der Teller noch halb voll ist … Leichter gesagt als getan. Um das Sättigungsgefühl überhaupt zu spüren, müssen Sie vor allem gut kauen, langsam und bewusst essen. Erst nach etwa 20 Minuten signalisiert das Hirn *jetzt ist es genug*. Sie und ich wissen, was man in 20 Minuten alles verschlingen kann … also sachte! Es bewährt sich anfangs auch sehr, ein Esstagebuch zu führen. Schreiben Sie auf, was Sie essen – und zwar wirklich alles. Vor allem für emotionale Esser ist ein solches Hilfsmittel wichtig, denn es bedeutet, auf sein Inneres zu horchen und dem Essen kein weiteres Schlupfloch zu gewähren.

Wenn Übergewichtige essen, so tun sie es aus vielerlei Gründen: aus Langeweile, aus Ärger, aus Angst, aus Kummer, aus Stress, aus Müdigkeit. Doch ganz gewiss nicht aus dem natürlichen Hungergefühl heraus, das vollkommen unterentwickelt ist. Psychischen Hunger nicht mit körperlichem Hunger zu verwechseln ist also ein wesentlicher Schritt. Gewöhnen Sie sich an, sich zu fragen, warum Sie weiteressen, obgleich Sie eigentlich satt sind. Und halten Sie diese Gedanken in kurzen Stichworten im Ernährungsprotokoll fest. Für Frust-, Stress- und Suchtesser ist der Prozess des Unterscheidens ein langwieriger, schwieriger Weg, aber irgendwann versteht jeder die Mechanismen. Eine wesentliche Hilfe, um echten Hunger zu erkennen, ist Sport. Er verhilft nicht nur zu einem höheren Grundumsatz, sondern auch zur Normalisierung der Nahrungsaufnahme.

Fett ist bei Gewichtsreduktion das magische Wort – alles dreht sich darum. Fettpolster am Körper sind nichts als gespeicherte Energie; Fett dient als Reserve und Schutzwall für die Organe, und Fett isoliert gegen Kälte (in meinen dicken Zeiten habe ich nie gefroren …). Sportphysiologen empfehlen, dass eine 40-jährige Frau durchschnittlich 25 bis 30 Prozent, gleichaltrige Männer etwa 20 bis 25 Prozent Fettanteil haben sollten. Moderne Messsysteme (auch für zu Hause) können heute schnell und einfach den Fett-, Muskel- und Wasseranteil im Körper messen, sodass Sie in etwa sehen, wo Sie stehen. Und, gleich vorweg: Fett braucht der Körper, ohne Fett in der Nahrung geht nichts im komplizierten Stoffwechselgetriebe. Vor allem das Hirn braucht Fette, um gut zu funktionieren. Das Problem der meisten dicken Menschen ist, dass sie einfach zu viel Fett zu sich nehmen. Idealerweise sollten wir täglich nicht mehr als sechzig Gramm Fett zu uns nehmen, die Realität sieht indessen ganz anders aus. Wer beim Frühstück ein Croissant genießt (es womöglich noch mit Butter bestreicht), hat bereits seinen Tagesbedarf an Fett umgesetzt. Alles was er jetzt noch an Fett zu sich nimmt, landet ohne Umwege auf Hüften und Schenkeln. Ungesättigte Fettsäuren sind die *guten* Fette. Raps- und Olivenöl sind dabei die Spitzenreiter unter den gesunden Ölen. Vorsichtig umgehen sollte man hingegen mit Butter, Schmalz, Palm- und Kokosnussöl. Doch auch hier gilt: Wenn Sie der Gedanke an ein Stück frisches Brot mit gesalzener Butter hartnäckig verfolgt, so gönnen Sie sich eine Scheibe. Und genießen Sie sie nach allen Regeln der Kunst! Lassen Sie dafür das Abendessen aus, oder sparen Sie tags darauf ein paar Kalorien ein. Im Grunde ist das Prinzip einfach.

Im Handel gibt es heute zahlreiche fettarme Produkte. Wurst, Fleisch, Käse, Milchprodukte – die Auswahl ist riesig, und Sie können sich ihrer ohne Reue bedienen. Vorsicht ist allerdings geboten bei Fertiggerichten, auch wenn auf den Packungen die Kalorien angegeben sind. Denn: Es kommt allein auf den Fettgehalt an – und der kann erschreckend hoch sein, selbst bei Lightprodukten. Rechnen Sie einfach selbst nach: Ein Gramm Fett enthält bekanntlich neun Kalorien. Sollte der Fettgehalt auf einer Packung nicht angegeben sein, so nehmen Sie die Gesamtkalorienzahl und teilen diese durch neun – so erhalten Sie den Fettgehalt in Gramm. Tipp: Nehmen Sie einfach eine Kalorientabelle mit zum Einkaufen – mit ihr können Sie den Fettgehalt eines jeden beliebigen Nahrungsmittels schnell errechnen.

Leider ist Fett nicht gleich Fett, denn: Einige Fette machen fetter als andere. Beim Essen allein auf Fettgehalt und Kalorien zu schauen genügt also nicht. Das zeigte ein sechs Jahre dauerndes Experiment mit Affen an der Wake Forest University in North Carolina. Darin untersuchten Mediziner um Kylie Kavanagh den Einfluss sogenannter Transfette, die speziell in Fast-Food-Gerichten vorkommen, aber auch in Margarinen, Kartoffelchips, Fertigprodukten und industriell gefertigten Backwaren.

Die Forscher ernährten eine Gruppe männlicher Affen mit einer für westliche Industrieländer typischen Kost, die zu 35 Prozent aus Fett bestand. Acht Prozent der gesamten Kalorien stammten dabei aus Sojaöl-Transfetten. Das entspreche einer Mahlzeit mit Cheeseburger und Fritten pro Tag beim Menschen, so die Forscher.

Das Experiment lief sechs Jahre lang, was einer menschlichen Lebenszeit von etwa 20 Jahren entspricht. Danach hatten die teilweise mit Transfetten Gefütterten etwa sieben Prozent an Gewicht zugelegt, vorzugsweise gefährliches Bauchfett. Nur zwei Prozent zugenommen hatten während dieser Zeit dagegen die Tiere einer Kontrollgruppe. Sie hatten zwar die gleiche Kalorienmenge bekommen, anstelle von Transfetten jedoch Fettarten mit ungesättigten Fettsäuren wie beispielsweise Olivenöl.

Bauchfette erhöhen beim Menschen das Risiko für Herz-Kreislauf-Erkrankungen und Stoffwechselstörungen wie beispielsweise Diabetes. Dies hängt unter anderem mit von den Bauchfettzellen produzierten Signalstoffen zusammen.

Es gilt im Hinblick auf die Ernährung also eine Menge zu beachten. Nicht nur, was wir essen, sondern auch, wann und wie viel wir essen. So waren wir im Klinik-Programm strikt angehalten, ein Ernährungstagebuch zu führen. Jeder Bissen musste vermerkt werden, die Uhrzeiten mussten notiert werden ebenso wie die Gründe für übermäßiges Essen. So wollte man den Zusammenhängen zwischen bestimmten Stimmungen und Essensverhalten auf die Spur kommen. Das Protokoll wurde von der Ernährungsexpertin ein Mal in der Woche kontrolliert und mit Kommentaren versehen. Es ist sicherlich hilfreich, ein solches System auch dann noch aufrechtzuerhalten, wenn man ein Programm längst verlassen hat und auf eigenen Beinen steht. Überlegen Sie selbst: Wie viele Kleinigkeiten wandern permanent und unkontrolliert in Ihren Mund? Hier eine Kleinigkeit (natürlich zwischen den Mahlzeiten), dort was Süßes. Und dann ist man erstaunt, wenn man langsam, aber sicher zunimmt ... Oft höre ich heute in meinen eigenen Beratungen den berüchtigten Satz: *Komisch, ich esse doch kaum etwas! Ich verstehe nicht, warum ich zunehme!* Der Aha-Effekt kommt spätestens dann, wenn das Protokoll sorgfältig geführt wird und der Einzelne schwarz auf weiß das Ergebnis sieht.

Was also sollten Sie essen, um abzunehmen? Ich wette, das wissen Sie (theoretisch) ebenso gut wie ich. Es kursieren massenhaft Ernährungsempfehlungen, sodass man sich irgendwann nicht mehr auskennt. Muss man auch gar nicht, da die Geschichte ganz einfach ist. Starre Regeln sind ebenso unsinnig wie komplizierte Rezepte und einseitige Pläne.

Neben der Fettreduktion steht an zweitoberster Stelle des Diätfahrplans eine abwechslungs- und vitaminreiche Mischkost mit Vollkornprodukten, viel frisches Obst und Gemüse, fettarmes Fleisch, Fisch und fettarme Milchprodukte. An nächster Stelle steht das bewusste Essen, der bewusste Umgang mit Lebensmitteln. Als ich dick war, habe ich das Essen achtlos in mich hineingeschlungen. Wichtig war nur, dass reichlich Fettes vorhanden war. Und dass das Essen negative Gefühle ausblendete, zumindest für den Moment. Heute ist das Essen für mich ein Erlebnis – und so zelebriere ich es auch. Kein Bissen ist für mich selbstverständlich. Ich richte zu Hause das Essen so appetitlich wie möglich an, höre dazu gute Musik oder unterhalte mich dabei mit meinem Mann. Essen ist heute auch Kommunikation, Schönes, Genuss – nicht mehr das trostlose Füllmittel von einst. Hüten Sie sich auch davor, vor dem Fernseher zu essen oder sich anderweitig vom Essen abzulenken. Tun Sie das, werden Sie automatisch mehr und schneller essen. Und Sie werden gar nicht genau wissen, was Sie eigentlich zu sich nehmen – und sich damit um das *Erlebnis Essen* bringen, was schade ist. Weitere Tabu-Zonen für Essen sind: Bett, Auto, Schreibtisch. Fokussieren Sie sich auf den bewussten Genuss des Essens – und nur darauf!

Drei Hauptmahlzeiten plus zwei Snacks – das ist die gängige Regel; und vieles spricht für sie. Wer seine Mahlzeiten über den Tag verteilt, gibt dem Stoffwechsel Impulse, die Fetteinlagerung zu vermeiden. Wer nur eine oder zwei Mahlzeiten am Tag zu sich nimmt, fordert den Körper auf, Fett zu speichern. Ich persönlich habe die Erfahrung gemacht, dass mich umfangreiche Menüs inzwischen eher belasten denn mir guttun. Wenn mein Mann und ich uns ab und zu einen Besuch in einem gelobten Restaurant gönnen und uns dann für das Degustationsmenü entscheiden, büßen wir diesen Ausflug in die Genussfreudigkeit regelmäßig im Nachhinein. Fünf bis sieben Gänge, dazu Wein und Getränke sind am Abend – auch wenn die einzelnen Gerichte noch so übersichtlich sind – einfach zu viel.

Die alte Regel, dass man am Morgen kräftig frühstücken, ein gutes Mittagessen zu sich nehmen und leicht zu Abend essen sollte, bewährt sich bei mir recht gut. Üppige Abendessen schlagen sich bei mir auf der Stelle auf den Hüften nieder. Auch wenn viele Ernährungsexperten meinen, dass es vollkommen gleichgültig sei, wann man seine Mahlzeiten zu sich nehme, Hauptsache, die Energiebilanz stimme am Ende des Tages. Das mag für andere gelten, für mich jedoch definitiv nicht. Je später am Abend gegessen wird, desto sicherer ist das schnelle Zunehmen vorprogrammiert.

Und noch etwas: Vergessen Sie Ihre Waage (oder jedenfalls: fast). Das Ziel sollte eine gesündere Lebensweise sein – die Lebensqualität misst sich aber nicht immer am Gewicht. Die Waage hat im Leben vieler dicker Menschen einen dominanten Stellenwert. Mehrmals am Tag wird auf das Gerät gestiegen und angstvoll auf das Ergebnis gewartet. Lassen Sie das einfach. Zum einen unterliegt das Gewicht ständigen Auf- und Abbewegungen, die nichts mit echtem Zunehmen zu tun haben, aber viel mit Hormonschwankungen oder Wassereinlagerungen. Nur wenn der Bund anfängt zu kneifen oder Sie den Eindruck haben, wirklich zugenommen zu haben, sollten Sie die Waage konsultieren. Dann aber auch wirklich! Denn die neutrale Bestätigung ist oft ein heilsamer Schock … und schon schalten Sie wieder einen Gang rückwärts. Wer dennoch regelmäßig die Waage benutzt, sollte dies in jedem Fall immer nur ein Mal die Woche tun: immer am selben Tag, immer zur selben Zeit, immer unter denselben Bedingungen (nackt oder angezogen), immer auf derselben Waage. Und noch ein Tipp: Wer den Montag für das wöchentliche Wiegen wählt, wird am Wochenende (vielleicht) disziplinierter sein …

Vielfach hört man übrigens auch, dass nur der sich gut ernähren kann, der teure Lebensmittel bezahlen kann. Diese Annahme ist ausgemachter Unsinn. Früher, als ich Stammgast in Fast-Food-Läden war, sah ich dort sehr häufig Mütter mit ihren Kindern schnell etwas zu Mittag hinunterschlingen. Zwei Kinder, eine Erwachsene – für das Geld, das für Burger, Pommes und Softdrinks ausgegeben wird, kann man eine prächtige, vollwertige, gesunde, schnelle und leichte Kost auf den Tisch bringen. Salat und Spaghetti Bolognese zum Beispiel. Oder Pellkartoffeln mit

Quark. Oder Vollwertburger oder oder oder … Freilich, das macht Mühe und kostet (vielleicht) ein wenig mehr Zeit, als mal schnell zum Essen um die Ecke zu fahren, aber die Gesundheit der Familie sollte einem das wert sein. Es ist ein Märchen, dass vollwertiges Essen teuer sein muss. Eine Karotten-Ingwer-Suppe für eine vierköpfige Familie ist in zehn Minuten fertig und schmeckt – mit einer Scheibe Vollkornbrot – wunderbar. Und kostet weniger als ein Big Mac. Also: Machen Sie es sich nicht allzu leicht, sondern nehmen Sie Ihre Entwicklung, Ihre Gesundheit und Ihr Wohlbefinden energisch in die eigene Hand.

Und: Lernen Sie wieder zu genießen. Denken Sie an das glückliche Italien. Hier isst man ohne Reue, stattdessen mit viel Genuss und Lust. Hier zelebriert man Esskultur, hier isst man spät und trinkt Wein. Und dennoch gibt es im Land der Pasta deutlich weniger Herz-Kreislauf-Erkrankungen als hierzulande, und auch die Fettleibigkeit ist nicht so verbreitet. Eine alte Regel bewahrheitet sich immer wieder: Wer Freude, ja Lust am (gesunden) Essen hat, wird selten dick.

TIPPS

- Verwechseln Sie psychischen Hunger nicht mit physischem!
- Führen Sie konsequent ein Ernährungstagebuch.
- Lenken Sie sich beim Essen nicht ab. Setzen Sie sich zum Essen an den Tisch.
- Lassen Sie das Essen zum Erlebnis werden.
- Entdecken Sie Hunger- und Sättigungsgefühl aufs Neue.
- Nur fettarme Kost wird auf Dauer zum Erfolg führen.
- Gönnen Sie sich alles – aber in Maßen und bewusst.

- Vorsicht Fettfallen: Ein Croissant deckt den Fettbedarf eines kompletten Tages!
- Pflanzliche (ungesättigte) Fette statt tierischer (gesättigter) zu sich nehmen.
- Fast-Food-Fette (Transfette) machen nachweislich dicker als andere Fette.
- Gehen Sie niemals mit knurrendem Magen zum Einkaufen!
- Lesen Sie beim Einkauf gut die Etiketten.
- Setzen Sie bei Ihren Lebensmitteln auf Qualität statt auf Masse. Obst, Gemüse und Fleisch sollten schon aus Prinzip vom Biobauern stammen. Sie werden den Unterschied schmecken.
- Lassen Sie die Finger von Fertiggerichten.
- Verzeihen Sie sich Ausrutscher.
- Lassen Sie sich Zeit! Eine Lebensumstellung gelingt nicht von heute auf morgen.

Stufe 6: Schlafenszeit – Fastenzeit

Viele Menschen leiden unter einem merkwürdigen Syndrom, welches da heißt: nächtliches Schmausen … Wer kennt das nicht? Man kann vielleicht nicht einschlafen, wälzt sich im Bett hin und her, bis man schließlich beschließt: Ein Glas warme Milch wird helfen – ist ja ein altes Hausmittel. So steht man vor dem Kühlschrank – und ehe man sich versieht, kommen zur Milch noch verschiedene andere Betthupferl. Ein Stück Schokolade, ein Happen Käse, ein wenig Kartoffelsalat vom Abendbrot. Solchermaßen gestärkt legt man sich wieder zu Bett – und wundert sich dann, wenn erst recht nicht an Schlafen zu denken ist.

Gar nicht zu reden von den Pfunden, die sich auf diese Weise klammheimlich addieren.

Es ist kein Wunder, dass wir bis ins hohe Erwachsenen-alter das abendliche/nächtliche Essen als etwas Schönes und Angenehmes empfinden. Als wir Kinder waren, war das Betthupferl für die meisten von uns ein tägliches Ritual, um das Zubettgehen zu versüßen. Eine schlimme Sünde der Eltern natürlich, vor allem dann, wenn Süßigkeiten erst nach dem Zähneputzen gereicht wurden. Doch ein echtes Betthupferl war eben erst dann eines, wenn man schon im Bett lag und einem schon fast die Augen zufielen … die Folgen für die Zähne waren damit auch klar. Wie auch immer. Wir sind konditioniert: Spätes Naschen signalisiert uns Be-hütetsein, Gemütlichkeit, Kuscheligkeit – eine Rückkehr ins Kinderdasein. Wer hat das nicht gern, von Zeit zu Zeit?

Wir sollten uns – der Gesundheit und Figur zuliebe – dennoch vornehmen: Träumen wir einfach woanders weiter, nicht ausgerechnet beim Betthupferl. Hier ist es nämlich zu unserem Schaden. Oder planen wir einfach anders – essen wir insgesamt früher, dann hat auch noch eine abendliche (gesunde!) Zwischenmahlzeit für denjeni-gen Platz, der die genannten Rituale einfach beibehalten möchte.

Auch die bei vielen Menschen beliebten späten (und womöglich ausgedehnten) Abendessen sind immer noch eine feste Institution. Und auch diese sind positiv besetzt in unserem Denken, assoziieren wir damit schließlich an-genehme Gefühle wie Geselligkeit, Gespräche, Gemüt-lichkeit. Hausfrauen, die den ganzen Tag allein sind, freuen sich auf den Abend mit ihrem Liebsten und bereiten in der Regel ein viel zu üppiges Abendessen vor. Aber auch Berufstätige und Singles sind Opfer dieser Mentalität. Hier ein spätes Treffen beim Italiener, dort ein Dinner mit Geschäftsleuten oder Kollegen. Die Gelegenheiten sind zahlreich – wenn man genauer hinsieht, wöchentlich mehrmals. Und das ist schlicht zu viel.

Wer es sich einteilen kann, sollte einen Handel mit sich (und vielleicht seinem Partner) schließen: ein Mal in der Woche ein schönes Abendessen, am Wochenende natürlich auch, aber der Rest der Woche sollte dann eher frugal verlaufen. Abends sollte auch nicht immer gekocht werden, denn warmes Essen verführt automatisch dazu, mehr zu essen (das haben Studien ergeben). Zwei Scheiben Vollkornbrot, ein paar Tomaten, ein wenig Schinken und Frischkäse tun es doch auch. Frauen, die nur allzu gerne für ihre Partner kochen, sollten überlegen, was ihnen wichtiger ist: die Gesundheit des Menschen, den sie lieben, oder – im Grunde – der Eigennutz, weil bestimmt wird, wie das abendliche Ritual auszusehen hat. Wer auf warmes Essen am Abend partout nicht verzichten kann, der sollte sich wenigstens auf Suppen und Gemüsegerichte beschränken.

Und noch ein Tipp am Rande: Wer zu Hause ein Familienmitglied hat, das abnehmen muss oder will, sollte es ihm nicht unnötig schwer machen. Es ist ohnehin mühsamer, in einem Familienverbund abzunehmen als allein, da die Anfechtungen ungleich größer sind. Ich frage mich manchmal, ob mir meine Leistung damals gelungen wäre, wenn ich mich in meiner heutigen Lebenssituation befunden hätte. Also: Unterstützen Sie dieses Familienmitglied. Stellen Sie nicht einfach Platten oder Schüsseln auf den Tisch (zur freien, also meist hemmungs- oder wenigstens gedankenlosen Bedienung), sondern zählen sie ab. Die

Brotscheiben, die Käse- und Wurstscheiben, die Zutaten, die Portion. Nur so wird das Abnehmen auf Dauer gut gehen können.

Es gibt die Empfehlung, nach 18 Uhr nichts mehr zu essen, oder auch: mindestens drei Stunden vor dem Schlafen nichts mehr zu essen. Und es gibt Theorien, die genau das Gegenteil behaupten: Es sei vollkommen gleichgültig, wann man seine Nahrung zu sich nehme, sofern die Energiebilanz stimme. Ich persönlich glaube, dass all diese Richtlinien individuell verschiedenartig erlebt werden – und somit ausprobiert werden müssen. Meine eigene Erfahrung ist die (siehe oben), dass es in der Tat schneller mit dem Abnehmen geht, wenn abends nicht zu spät und – natürlich – nicht zu üppig gegessen wird.

Das halbe Leben (oder mehr) besteht aus Gewohnheiten, aus denen wir uns nur schwer lösen können. Doch wer abnehmen und auf lange Sicht erfolgreich sein Gewicht halten will, sollte dem Drang widerstehen, sehr spät noch etwas zu essen. Denken Sie positiv. Wenn der Magen knurrt und man Hunger verspürt, so ist dies ein Indiz dafür, dass der Körper an die Fettreserven geht, Sie also gerade dabei sind, Gewicht zu verlieren. Blockiert man den Hunger mit Nahrungszufuhr, tritt das Gegenteil ein. Also: das nächste Magenknurren freudig begrüßen …

TIPPS

- Knurrt der Magen beim Zubettgehen? Prima! Dann geht es an die Fettreserven!
- Möglichst drei Stunden vor dem Zubettgehen nichts mehr essen.

- Versuchen Sie, prinzipiell früher zu essen.
- Frühstücken Sie gut und reichlich! So ist die Chance groß, dass Sie bis zum Abend weniger Hunger haben.
- Planen Sie sämtliche Mahlzeiten effektiver – am besten, Sie stellen einen Wochenplan auf, den Sie akribisch einhalten.
- Lenken Sie sich abends vom Gedanken ans Essen ab. Gehen Sie spazieren, hören Sie Musik, nehmen Sie ein Bad.
- Brechen Sie mit alten Ritualen.
- Begrüßen Sie den Hunger als Ihren neuen Freund. Das (übermäßige) Essen, das nur für wenige Momente Glück und Befriedigung verschafft, ist Ihr Feind.

Stufe 7: Alkohol? Nein danke!

Ich liebe guten Wein und – ganz besonders – Champagner. Bei meinen Freunden bin ich als *Champagnernase* bekannt, und wo immer ich auftauche, stellt man mir bereits ein Glas zurecht. Und auf das verzichte ich bis heute nicht. Nun steht Alkohol, gleichgültig welcher Qualität, am Anfang einer Diät (sprich Lebensumstellung) immer auf der Don't-Liste. Wer abnehmen oder sein Gewicht halten will, dem sei tunlichst geraten, auf Alkohol jedweder Art (anfangs) ganz zu verzichten und ihn (später) lediglich in Maßen zu genießen. Denn: Reiner Alkohol ist recht kalorienreich (sieben Kalorien per Gramm, ein Gläschen Champagner schlägt also bereits mit circa 120 Kalorien zu Buche) – auch wenn er so klar und leicht aussieht. Sie erinnern sich? Fett hat neun Kalorien pro Gramm – also kaum recht viel weniger. Weitere Einwände gegen Alkohol: Alkohol macht nicht satt, geht direkt in die Blutbahn, macht müde und verlangsamt den Stoffwechsel. Und: Alkohol macht Appetit! Heute ist übrigens der 2. Januar 2008. Natürlich habe ich an Silvester kräftig gefeiert und eine Menge Alkohol konsumiert. Das Ergebnis: Noch heute hänge ich in den Seilen und werde es vermutlich noch weitere ein oder zwei Tage tun. Alkohol wirkt auf den Körper nur im ersten Moment aufputschend, in der Langzeitwirkung jedoch fast so wie ein Beruhigungsmittel. Man lebt wie unter einer Käseglocke. Was sich übrigens auch auf jede Art von sportlicher Aktivität auswirkt. Wer ein paar Gläser zu viel gehoben hat, braucht die nächsten zwei Tage gar nicht erst an Sport zu denken – es wird sowieso nicht gelingen.

Nun ist es natürlich weltfremd, einem Genussmenschen, der gerne Rotwein zur Pasta trinkt, den vollkommenen Verzicht auf Alkohol zu raten, nur weil er so sein Gewicht und Training besser im Griff haben würde. Geholfen ist bereits mit einer deutlichen Reduktion des Alkoholkonsums. Wegkommen sollte man allerdings von der Gewohnheit des täglichen Glases. Auch aus einem anderen Grund. Alles was täglich sein muss, kann leicht zur Sucht werden, ohne dass der Betroffene es merkt. Mir hat einmal ein Arzt zum Thema Rauchen gesagt: *Wer regelmäßig raucht, und seien es nur drei Zigaretten am Tag, ist bereits ein gewohnheitsmäßiger, also ein Suchtraucher. Er braucht diese drei Zigaretten, und zwar täglich.* Versuchen Sie, wieder einmal mit sich zu handeln. Der erste Drink ist immer der beste. Belassen Sie es dabei. Einer ja, aber das war's dann. So muss man nicht auf Genuss verzichten, verliert aber nicht die Kontrolle über die Menge.

Alkohol plus übermäßiges Essen ergibt natürlich eine

Formel, die zuverlässig in der Fettspeicherung endet. Gesellschaftliche Ereignisse sind die Alkoholfallen Nummer 1. Es gehört einfach zum guten Ton, mit dem Gläschen in der Hand dazustehen und Small Talk zu betreiben. Wer nur Wasser trinkt, wird schnell als Langweiler und moralinsaurer Gesundheitsfanatiker gebrandmarkt. Und selbst ist man ja auch nicht besser. Wann immer man zu Hause eine Party gibt, werden die Alkoholvorräte aufgestockt – schließlich sollen sich ja alle amüsieren.

Nun muss man aber deshalb Gesellschaft nicht meiden. Nehmen Sie sich einfach vor, nur eine bestimmte Menge Alkohol zu trinken. Ein kleiner Trick: Trinken Sie das Glas möglichst nie ganz aus – so wird der Gastgeber auch seltener nachschenken. Und vielleicht hilft auch ein wenig Taktik: Alkohol hebt zwar die Stimmung für einen Abend, Alkohol macht locker und sorgt für Ausgelassenheit. Das dicke Ende folgt aber auf den Fuß: Alkohol sorgt eben auch für Kater und miese Stimmung am Tag drauf – und für jede Menge überflüssiger Pfunde, wenn das Maß überschritten wird. Vielleicht bremst dieses Wissen ein wenig die Lust auf Hochprozentiges. Da das Trinken von Alkohol bei uns gesellschaftlich institutionalisiert ist, ist es problematisch, hier gegenzusteuern. Obgleich ich – siehe oben – Champagner nicht widerstehen kann, habe ich meinen Alkoholkonsum mittlerweile erheblich eingeschränkt. Ich trinke nur noch bei besonderen Anlässen oder Einladungen. Zu Hause trinke ich so gut wie keinen Alkohol. Mal ein Glas Wein, mal ein Gläschen dunkles Bier – das war's dann aber auch schon. Übrigens: Wie sehr sich Alkohol auf das Gewicht auswirkt, sehe ich an einem guten Freund, der ganz besonders gerne dem Rotwein zuspricht. Sobald er dem

Rebensaft für ein paar Wochen vollkommen entsagt, purzeln die Pfunde.

Als ich mit dem Programm anfing, hatte ich Alkohol komplett von meiner Liste gestrichen. Ohne Ausnahme. In der ersten harten Beutelphase habe ich mich gesellschaftlichen Zwängen rigoros entzogen. Und wenn sich Einladungen nicht vermeiden ließen, dann blieb ich eisern. Ehe ich von zu Hause startete, trank ich Wasser oder Schorle, damit ich keinen Durst hatte, wenn ich bei den Gastgebern eintraf. Während eines Festes griff ich dann ausschließlich zu Mineralwasser. Merkwürdig: Damals, als jeder von meinem Programm wusste, hat mich niemand zu alkoholischen Getränken genötigt. Heute ist das wieder anders – aber ich lebe damit gut, zumal ich das Thema nicht verbissen oder gar ideologisch sehe. Wenn mir heute zum Essen nach einem Glas Wein zumute ist, dann trinke ich dieses mit großem Vergnügen. Aber mehr als eines sollte es wie gesagt nicht sein.

Und auch bei Einladungen und eigenen Festen lasse ich alle Fünfe grade sein. Wer feiern will, soll feiern. Aber eben wissen, was er tut, und mit den Folgen – ohne zu murren – leben. Und die nächste Zeit dann wieder maßvoll gestalten – damit wäre schon viel erreicht.

TIPPS

- Vergessen Sie nicht: Alkohol hat fast so viele Kalorien wie Fett!
- Wer körperlich fit sein will, sollte auf Alkohol möglichst ganz verzichten.
- Das erste Glas schmeckt am besten! Lassen Sie alle weiteren einfach sein.

- Statt Wein Weinschorle trinken.
- Vor Einladungen zu Hause Wasser oder Fruchtschorle trinken.
- Nicht zum Fanatiker werden: Ein Glas Wein ab und zu ist ebenso erlaubt wie ab und an ein Gläschen Bier.
- Hartes Training verträgt sich nicht mit Alkohol. Nach einem Exzess braucht der Körper in der Regel vier Tage für die Regeneration.
- Auf Einladungen und Feste muss nicht verzichtet werden. Maßhalten kann man dann wieder an den anderen Tagen.

Stufe 8: Wasser – mehr als H_2O

Jeder weiß es, und kaum jemand tut es: ausreichend und vor allem richtig trinken. Denn ob Sie es glauben oder nicht: Man kann eine Menge falsch machen beim Trinken. So kann man zu wenig trinken, aber auch zu viel, zu heiß oder zu kalt – und man kann – natürlich – das Falsche trinken. Dabei ist Trinken für die Körperfunktionen elementar wichtig, vor allem für jene, die Gewicht reduzieren oder es halten wollen. Ganz oben auf der Liste der guten, da für den Körper wertvollen Getränke steht dabei Wasser – gleichgültig, in welcher Form. Wasser ist immer gleich gut und tut immer gleich gut.

Wasser ist das wichtigste Nahrungsmittel, es ist lebensnotwendig. Ohne Wasser kein Leben, ohne Wasser keine Erde, ohne Wasser keine Menschen, ohne Wasser keine Evolution. So ist Wasser nicht nur etwas wirklich Besonderes, sondern es hat naturgemäß eine Reihe lebenswichtiger Funktionen. Es transportiert Mineralstoffe und Spurenelemente, beseitigt Abbauprodukte aus dem Stoffwechsel und reguliert den Elektrolyt- und Wärmehaushalt. Der erwachsene Mensch besteht bis zu 65 Prozent aus Wasser, beim Säugling liegt der Anteil sogar bei mehr als 70 Prozent.

Sind die Temperaturen so mörderisch heiß wie im Sommer 2003, reagieren unsere wasserreichsten Organe – Gehirn und Leber – sowie Blut und Muskulatur besonders empfindlich auf die Wasserverluste. Der Organismus scheidet zwar nur zweieinhalb bis drei Liter Flüssigkeit im Laufe eines Tages aus, diese Menge muss jedoch ersetzt werden, denn der Körper kann nicht auf eigene Wasserreserven zurückgreifen. An heißen Tagen ist der Flüssigkeitsbedarf übrigens weitaus höher. Er kann auf das Zwei- bis Dreifache steigen. Am besten stillt man den Flüssigkeitsbedarf mit Trinkwasser, Leitungswasser, Quellwasser, Brunnenwasser oder Mineralwasser.

Bei älteren Menschen lässt das natürliche Durstgefühl dramatisch nach. Die Folge ist, dass Senioren gewöhnlich viel zu wenig trinken. Tipp: Wer an mehreren Stellen in der Wohnung jeweils eine Flasche Wasser platziert, vergisst das Trinken weniger schnell. Wasser kann man übrigens auch essen. Melonen in allen Größen, Farben und Varianten, Gurken und Kürbis sind extrem wasserhaltig. Der Vorteil: Wasser aus Nahrungsmitteln wie Obst (meist über 95 Prozent Wasseranteil), Gemüse und Salat (weit über 80 Prozent) verteilt sich deutlich langsamer im Körper als hastig heruntergespülte Getränke. Das ergibt eine Art Wasser-Depot-Effekt, der vorteilhaft für den gesamten Organismus ist.

Da Wasser die Verdauung anregt, sollte auf nüchternen Magen ein Glas Wasser getrunken werden. Das hat – abgesehen von einer aktiveren Darmarbeit – noch einen weiteren angenehmen Nebeneffekt: Wer vor oder während des Essens ein Glas Wasser trinkt, dessen Hungergefühl wird gedämpft, sodass er schneller satt wird. Wer sich schlapp und müde fühlt, braucht übrigens nicht immer nur auf den Muntermacher Kaffee zurückzugreifen, sondern kann seinen Organismus auch mit einem Glas Wasser auf Trab bringen. Besonders wirksam: einen Schuss Apfelessig oder Zitronensaft dazugeben.

Feinschmecker schätzen Wasser als ideales Begleitgetränk zu einem ausgezeichneten Menü. Zwischen zwei Gängen getrunken, neutralisiert und erfrischt es den Gaumen und ist so die ideale Vorbereitung auf Geschmacksübergänge.

Wasser ist ein preiswertes Schönheitselixier. Wer viel Wasser trinkt, liefert der Haut die notwendige Flüssigkeit, damit sie nicht schlaff, müde und blass aussieht. Beim Abnehmen ganz besonders wichtig! Auch bei äußerlicher Anwendung belebt und erfrischt Wasser die Haut, da es vor allem die kleinen Blutgefäße anregt. Einfach eiskaltes Wasser auf mehrere Wattebäusche geben und auf Gesicht, Hals und Dekolleté legen. Schon nach wenigen Minuten sieht die Haut wieder frisch und rosig aus. An heißen Tagen kann man mit Wassersprühnebel wunderbar kühlende Effekte erzielen. Die den Stoffwechsel mobilisierenden Wirkungen von Kneipp- und Thalasso-Therapien sind nachgewiesen und nicht umsonst bei Kurgästen beliebt. Ob bei Stoffwechselstörungen, Verdauungsproblemen, Übersäuerung, Nieren- und Harnwegsinfekten – Wasser hilft und heilt. Wasser kann dem Organismus helfen, dass er sich wieder selbst organisiert. Dass er etwa von abweichenden Werten wie erhöhtem oder niedrigem Blutdruck zu den Normwerten von selbst wieder zurückkehrt, nur dadurch, dass Wasser in bestimmter Art und Weise angewendet wird. Die moderne Medizin besinnt sich deshalb wieder verstärkt auf die verschiedensten Wasseranwendungen, die auf den Heilmethoden von Kneipp oder Prießnitz fußen.

Nur mit ausreichend Wasser kann der Körper also optimal funktionieren. Ohne Nahrung kann der Körper mitunter viele Wochen auskommen, ohne Wasser indessen nur wenige Tage. Während einer Diät sind drei Liter reinen Wassers Bedingung – und dafür gibt es eine Reihe guter Gründe. Zum einen die sättigende Wirkung des Wassers. Wer etwa drei Liter Wasser trinkt, kontrolliert den Hunger deutlich erfolgreicher als andere. Ferner ist Wasser beim Abnehmen elementar wichtig für Verdauung und Stoffwechsel. Wasser sorgt dafür, dass beides nicht allzu sehr aus dem Gleichgewicht gerät (dies passiert sowieso, aber viel Trinken bremst die unangenehmen Auswirkungen). Wer ausreichend trinkt, hat bessere Ergebnisse im Training und auch die Glykogenspeicher (Kohlenhydratlager in Muskeln) werden effektiver. Je fitter man ist, desto mehr Glykogen wird in den Muskeln gespeichert – jedes Gramm davon bindet etwa drei Gramm Wasser. Mit anderen Worten: Wer gut im Training ist, braucht auch mehr Wasser.

Trinken Sie gleichmäßig über den Tag verteilt sechs bis acht Gläser Wasser, in kleinen Schlucken und niemals in großen Mengen auf einmal, da der Organismus Wasser nur begrenzt speichern kann. Wer viel auf einmal trinkt, wird nur den lästigen Nebeneffekt haben, ständig auf die Toilette zu müssen. Nur in kleinen Dosen ist das wertvolle Nass also sinnvoll, um alle Zellen optimal zu versorgen. Vor allem unser Hirn läuft untertourig, wenn es nicht regelmäßig mit Flüssigkeit versorgt wird – das haben Studien eindeutig bewiesen. Wer Sport treibt, für den gilt die Faustregel: ein Glas Wasser vor dem Sport, zwei nach dem Sport, sofern es sich um moderate Sportarten handelt. Ein Marathonläufer wird natürlich ganz andere Mengen brauchen.

Trinken sollte man, auch wenn man nicht durstig ist. Fast alle Körperfunktionen werden nahezu perfekt reguliert – bis auf das Durstsignal. Ist ein Mensch durstig, befindet er sich bereits in einem Zustand leichter Dehydration. Deshalb sollte Trinken nahezu automatisch werden, eine Angewohnheit, so selbstverständlich wie Zähneputzen. Stellen Sie Ihre Tagesration dort auf, wo Sie sie permanent im Auge haben, und nehmen Sie immer wieder bewusst einen Schluck, den Sie auch bewusst genießen sollten. Vor allem Frauen neigen dazu, zu wenig zu trinken – und beklagen sich dann, dass die Haut grau und müde aussieht, dass sie sich nicht fit fühlen und eben nicht zügig genug abnehmen. Das alles hat – auch – mit zu geringen Trinkmengen zu tun.

Wasser ist heute fast zur Ideologie geworden. Manche lehnen es hartnäckig und vehement ab: zu fad, zu langweilig, schmecke nach nichts, rege Appetit an, würde immer noch mehr Durst machen etc. Die anderen sind auf der Suche nach dem ultimativen In-Wasser: Heute wird man in Italien fündig, morgen in Frankreich und seit Neuestem wird das Wasser als letzter Schrei gehandelt, das bei Vollmond abgefüllt wird. Und wieder andere sieht man wie Babys ständig an ihren Flaschen nuckeln, getreu dem Motto: Nie ohne meine Wasserflasche. Gelegentlich bekommt man den Eindruck, dass es in diesem Land zu jeder banalen Geschichte nur noch Extreme zur einen wie zur anderen Seite gibt. Dabei ist es ganz einfach: Wasserhahn oder Flasche auf – und getrunken. Lesen Sie nach bei Stiftung Warentest, welches Mineralwasser als gut getestet wurde, dann sind Sie auf der sicheren Seite. Sie können aber auch die günstigere und keineswegs weniger gesunde Variante aus dem Wasserhahn wählen. Edelwässer und Modewässer – fein, wer meint, sich hier etwas Gutes zu tun, soll es tun. Mag sein, dass das eine oder andere Wasser etwas weicher und angenehmer in Mund und Kehle liegt und vielleicht auch frischer oder weniger bitter schmeckt – aber unterm Strich wirken sie mehr oder minder gleich. Alles andere sind Fragen von Geldbeutel und individuellem Geschmack.

TIPPS

- Fragen Sie Verbraucherzentralen, wenn Unsicherheit wegen der Wasserqualität an Ihrem Wohnort besteht.
- Wasser aus der Leitung ist in Deutschland unbedenklich. Ausnahme: wenn alte Bleirohre verlegt wurden.
- Faustregel: Vor dem Sport ein Glas Wasser, nach dem Sport zwei Gläser.
- Während des Abnehmens täglich drei Liter Wasser trinken, in der Stabilisierungsphase mindestens zwei.
- Gleich nach dem Aufstehen ein Glas lauwarmes Wasser trinken – das regt den Stoffwechsel an.
- Wer nächtliches Aufstehen nicht sonderlich schätzt, sollte am Abend nur noch wenig trinken.
- Denken Sie daran: Der Stoffwechsel verlangsamt sich bis zu vier Prozent, wenn nicht genügend getrunken wird. Die Folge: ein Pfund Fett mehr in sechs Monaten. Das summiert sich …

DER IDEALE TEE ZUM ABNEHMEN

Basische Tees sind zur Unterstützung der Gewichtsreduktion ideal. Holen Sie sich aus der Apotheke folgende Mixtur:

20 g Folia Melissae
20 g Herba Anserin
20 g Fruct. Foeniculi
20 g Herba Hyperici
20 g Flores Tiliae

Die Kräutermischung mit kochendem Wasser übergießen, 15 Minuten ziehen lassen, abseihen und noch lauwarm in kleinen Schlucken trinken.

Stufe 9: Das erfolgreiche Halten des Gewichts

Jedes Programm – auch dasjenige, das ich durchlaufen habe – hat hohe Misserfolgsquoten. Die Ursachen dafür liegen auf der Hand: Eine tatsächliche Lebensumstellung ist schwerer, als man denkt. Alles muss auf den Prüfstand: die Lebens- und Essgewohnheiten, der Partner, die Freunde, der Beruf, die Familie – einfach alles. Die Fragen *Was tut mir gut, wer tut mir gut – und was/wer nicht?* können eine Menge unliebsamer (und ungewollter) Lawinen auslösen. Nicht jeder wagt dies oder aber tut es doch – und schreckt zurück, wenn er sich mit den ersten Folgen konfrontiert sieht.

Ich hatte Glück, da ich zur Zeit des Programmbeginns allein lebte. Ich war also niemandem Rechenschaft schuldig, niemand musste eine gravierende Persönlichkeitsveränderung befürchten – diesen Punkt konnte ich also ganz entspannt sehen. Die meisten sagen heute, dass die Veränderungen, die stattgefunden haben, eher positiver Art waren – ich bin gelassener, belastbarer, fröhlicher, geduldiger, nachsichtiger, behutsamer und auch dankbarer Vielem und Vielen gegenüber. Härter bin ich sicherlich auch geworden – aber nur dann, wenn es darum geht, Grenzen zu setzen oder mich von Menschen zu trennen, die mir nicht guttun.

Es gibt aber auch Menschen, die behaupten, dass ich mich seit der Gewichtsabnahme und – später dann – seit meiner Ehe übel verändert habe. Schaut man genau hin, so sind das jene, die mir mein Glück neiden, die immer schon eifersüchtig waren auf das, was ich im Leben habe. Solche Urteile sehe ich also gelassen und hake sie ab als das, was sie sind: als pure Missgunst.

Einer der Hauptgründe für das Scheitern von neuen Strategien im Leben (auch denen, die langfristig angelegt sind) liegt darin begründet, dass viele Menschen nicht den Atem und die Kraft haben, diese konsequent, ja radikal durchzuführen und alles aus dem Leben zu eliminieren, was nicht guttut, was schadet – auch Freunde und Angehörige. Daran scheitert es.

Und es scheitert vielfach auch daran, dass es auf Dauer nicht gelingt, Verhaltensmuster zu ändern, die unmittelbar mit dem Essen zu tun haben.

Wer es nicht lernt, psychische Probleme nicht mit hemmungslosem Essen zu kompensieren, Langeweile nicht mit Schokoriegeln zu bekämpfen oder wer – statt richtig wütend auf jemanden zu sein – lieber zum nächsten Fast-Food-Restaurant fährt, um sich mit Fettem und Süßem vollzustopfen, wird auf Dauer keinen Erfolg haben. Nicht mit dem Abnehmen, nicht mit dem Leben. Und er wird immer wieder Opfer seiner eigenen Konditionierung sein. Möglicherweise kann hier eine Therapie helfen, aber nicht immer (wie in meinem Fall).

Zum erfolgreichen Halten des Gewichts gehörte in meinem Fall eine Reihe von Maßnahmen, die ich bis heute befolge:

- Ich esse alles, aber in Maßen und so fettarm wie irgend möglich.
- Ich esse kontrolliert, das bedeutet, nichts mehr zwischendurch. Drei Hauptmahlzeiten und zwei kleine Snacks (am besten Joghurt, Obst oder Gemüse) sind ausreichend. Vorsicht vor zu süßem Obst wie Bananen oder Trauben: Fruchtzucker hat genauso viel Kalorien wie Kristallzucker.
- Ich verzichte auf nichts. Wenn ich Lust auf einen Schokoladenkuchen oder eine Pizza habe, so esse ich sie mit großem Genuss. Den Ausgleich schaffe ich in den darauffolgenden zwei Tagen, indem ich wenig und fettarm esse.
- Ich gehe gerne essen und verzichte auf keine Einladung von Freunden. Auch hier verfahre ich wie eben beschrieben.
- Kleine Alkoholsünden wie ein Glas Champagner, Wein oder Bier hebe ich mir für den Feierabend, das Wochenende oder aber das Treffen mit Freunden auf.

- Fressphasen gibt es immer wieder. Ich versuche, nicht rigide vorzugehen, sondern mit Visionalisierung zu arbeiten (Kittelbild).
- Ich wiege mich ein Mal im Monat – aber nicht aus fanatischer Sucht, sondern aus Kontrolle, um den Anfängen zu wehren. Wer ein gutes Körpergefühl hat, braucht sich noch seltener zu wiegen.
- Manche kontrollieren ihr Gewicht auch ausschließlich über ihre Kleidung. Wenns kneift und drückt, ist es höchste Zeit, einen Gang zurückzuschalten. Dieses Messverfahren gilt übrigens ausdrücklich nicht für Gummizugkleidung, in die sich Dicke besonders gerne hüllen … Apropos: Trennen Sie sich von den so bequemen Gummizugröcken und -hosen. Sie wachsen mit, wenn Sie langsam, aber sicher wieder an Gewicht zulegen sollten. Also: Weg damit!
- Ich gehe jede Woche zwei Mal ins Fitness-Studio (jeweils eine Stunde) und, so oft es geht, abends in den Park. Denn jeder noch so kleine Schritt zählt. Ich gehe öfter zu Fuß, fahre zum Einkaufen mit dem Fahrrad, meide Rolltreppen und Aufzüge. Es ist gerade die leichte körperliche Belastung, die den Stoffwechsel auf Trab bringt, und ein aktiver Stoffwechsel ist Voraussetzung für aktives Abnehmen.
- Ich trinke reichlich. Zwei Liter (und mehr) Wasser oder ungesüßter Kräutertee helfen dem Körper bei der Entgiftung und dämpfen zusätzlich das Hungergefühl. Ein Glas Wasser vor dem Essen kann wahre Wunder wirken.
- Nachdem Hungerattacken mit Garantie immer wieder auftreten, sollte man dagegen gewappnet sein. Ich halte

für diese Fälle Karotten oder anderes Gemüse zum Knabbern parat.

- Ich gönne mir, wenn ich mal ein Tief habe, schöne und mir guttuende Dinge: ein Wellness-Wochenende, ein besonders schönes Essen, einen Besuch bei der Kosmetikerin, einen (meist völlig überflüssigen) Fummel, prächtige Schuhe usw.

- Ich relativiere mein Problem, indem ich mit offenen Augen durchs Leben gehe. Wenn ich sehe, mit wie viel Leid manch andere Menschen zu tun haben, schäme ich mich für meinen eigenen Kummer. Verbannen Sie das ewige, energiefressende *Ich-bin-ein-Opfer-Denken*. Das bringt Sie keinen Deut weiter, sondern hält Sie fest in bleierner Resignation.

- Ich versuche, negatives Denken aus meinem Kopf zu verbannen. Nichts ist schlimmer, nichts ist destruktiver.

- Ich versuche mir meiner Endlichkeit immer wieder erneut bewusst zu werden und darüber, dass wenig Zeit bleibt für all die Dinge, die ich noch tun möchte. Das Fazit: Ich brauche meine Energie für Wichtigeres als für das Zu- und Abnehmen.

- Ich bin glücklich und fühle mich wohl in meiner jetzigen Haut – und sie ist es, die zu mir gehört.

- Ich will meine Gesundheit nicht erneut aufs Spiel setzen. Leichter geht es sich auch leichter durchs Leben.

TIPPS

- Prüfen Sie genau, wer und was Ihnen wirklich guttut. Vom Rest trennen Sie sich, auch wenn es schwerfällt.

- Kasteien Sie sich nicht, verzichten Sie beim Essen auf nichts, aber gleichen Sie aus. Sofort nach den Sünden. Torte oder Fünf-Gänge-Menü? Kein Problem – wenn tags darauf ausgeglichen wird.
- Genussreich essen, dafür aber weniger.
- Niemals hungrig einkaufen gehen. Und vorher genau aufschreiben, was Sie brauchen.
- Horten Sie zu Hause keine Süßigkeiten oder Knabbereien.
- Essen Sie täglich viel Obst, Gemüse und Milchprodukte; trinken Sie mindestens drei Liter Mineralwasser und Tees. Essen Sie mehrfach in der Woche Fisch.
- Wenn Sie Fleisch essen, sollte es mager und maximal handtellergroß sein – und immer eine dreimal so große Portion Gemüse dazu.
- Verbannen Sie negatives Denken aus Ihrem Bewusstsein. Das Leben findet jetzt und hier statt, und es ist schön!
- Seien Sie gut zu sich.

Zur Belohnung sollten Sie Ihr Gewichtsdiagramm (siehe Anhang) groß fotokopieren und rahmen. Und zwei Fakten besonders markieren: *Mein Ausgangsgewicht* und *Mein aktuelles Gewicht.*

STREICHELEINHEITEN FÜR KÖRPER UND SEELE

Wer gelassen in sich ruht, wird auch beim Abnehmen erfolgreich sein. Unternehmen Sie etwas, was Körper und Seele guttut: Bewegen Sie sich viel an der frischen Luft; lernen Sie Entspannungsübungen, zum Beispiel Yoga, Atemtechniken, autogenes Training, Meditation. Gönnen Sie sich Massagen und Wellnesstage. Zelebrieren Sie das Essen!

Stufe 10: Sei glücklich!

Das Glas ist halb voll oder halb leer. Je nach Betrachtungsweise kann man etwas positiv oder negativ sehen, bei ein- und derselben Ausgangslage. Ganz viele Menschen neigen dazu, überall ein ja *aber* einzufügen, statt Dinge gelassen und optimistisch zu sehen und zu akzeptieren. Ich habe eine Freundin, die unschlagbar ist, wenn es darum geht, alles und jedes in düsterem Licht zu sehen. Eine Gehaltsaufbesserung? Wer weiß, was da dahintersteckt! Ein besonders liebes Kompliment des Mannes? Bestimmt hat er wegen irgendetwas ein schlechtes Gewissen! Endlich das neue Haus gefunden? Hoffentlich kann man im nächsten Jahr die Miete noch bezahlen! Ja, und vielleicht lebt man morgen nicht mehr und vielleicht geht übermorgen die Welt unter und vielleicht stürzt der Himmel ein …

Was ich damit sagen will, ist: Leben wir doch heute, statt uns ständig – fast wie unter Zwang – entweder in der Vergangenheit zu tummeln oder aber voranzupreschen in eine Zukunft, die noch vollkommen unbekannt ist. Wozu uns also Sorgen machen über etwas, was noch gar nicht existent ist oder gar nie existent sein wird. Jetzt, gerade in diesem Moment, in dem ich diese Sätze schreibe, findet mein Leben statt. Und genau dieser Augenblick ist es wert, gelebt zu werden, und verdient meine volle Aufmerksamkeit. Wir alle sollten uns ein deutlich gesteigertes Maß an Zufriedenheit, Demut und Optimismus angewöhnen. Es gibt Dinge in unser aller Leben, die sind nicht immer schön, gleichzeitig aber nicht immer zu ändern. So hat nicht jeder den Traumjob, den er sich wünscht, und geht deshalb jeden Tag griesgrämig und verbittert seiner Arbeit nach. Muss das sein? Die Einstellung der Fischverkäufer von Seattle fällt mir in diesem Zusammenhang wieder ein, die in dem Motivationsbuch *Fish!* geschildert wird: Fisch zu verkaufen ist nicht unbedingt der hipste aller Berufe. Aber mancher muss es tun, um seinen Lebensunterhalt zu verdienen. Und wenn man eine Sache schon tun muss, kann man sie auch gut gelaunt tun, oder? Hat man diesen Ansatz erst einmal verinnerlicht – er gilt übrigens für alle Lebensbereiche –, gewinnt das Leben plötzlich an Qualität. Entscheidend ist, wie schwer oder leicht man es sich selbst macht.

Eine grundlegend positive Einstellung ist prägend für alle Lebensbereiche. Es gibt Menschen, die ihr ganzes Dasein damit vergeuden, der einzig großen Liebe nachzutrauern, sich als ewige Versager und (schlimmer noch) als ewiges Opfer fühlen. Pech nur, wenn der Mann einen mit 25 verlassen hat und man mit 60 immer noch darunter leidet und das Leben inzwischen gnadenlos verrinnt. Was für eine Verschwendung von Lebenszeit und Energie. Nicht wiedergutzumachen. Und dann gibt es wiederum Beispiele von Menschen, denen das Schicksal weit übler mitgespielt hat. Diese Menschen, die ich meine, kämpfen mit ganz anderen Schicksalen. Sie haben ihre engsten Angehörigen verloren, oft viel zu früh, sie sind schwerkrank, sie sind verarmt, haben alles verloren. Und soll ich Ihnen etwas sagen? Je ungeheurer der Schicksalsschlag, desto bewundernswerter oft die Haltung derer, die ihn durchstehen. Je schlichter das Problem, desto mehr Getöse wird darum gemacht.

Auch was Übergewicht und Abnehmen betrifft, sollten Sie sich eine andere Sichtweise angewöhnen. Dicksein ist kein Schicksal, Dicksein ist (in den meisten Fällen) selbst generiert (also gewollt, wenn man es hart ausdrücken will) und (somit) akzeptiert. Abnehmen ist ein ständiger und langer Kampf, aber einer, den man besser nicht als seinen Feind betrachtet. Denn Abnehmen hat mit Ihrer Metamorphose zu tun, mit Erneuerung, mit einem neuen Leben. Wenn das nicht grandios ist! Natürlich bedeutet das Arbeit und Anstrengung, es gibt auch Tage, an denen weder Sport noch eine andere Weise der Ernährung Spaß machen, aber sei's drum. Dann geht es eben mal mit gebremster Kraft voran, Hauptsache, man bleibt bei der Stange. Und lässt sich durch Rückschläge nicht aus der Bahn werfen.

Und vergessen Sie vor allem das Modediktat, das vorschreibt, wie *frau* und *mann* auszusehen hat. Früher waren üppige Formen in, heute sind es magersüchtige Models. Jung, groß, schlank – ist noch längst nicht das Maß aller Dinge, zumal die wenigsten Menschen eine Anlage zur Modelfigur haben. Vergeuden Sie also keine Zeit, um utopischen Träumen hinterherzuhetzen, seien Sie einfach Sie selbst. Mit einem moderaten Fettpolster lässt es sich prima durchs Leben gehen – kritisch wird es erst ab einer bestimmten Größenordnung. Lernen Sie auch zu verinnerlichen, dass Übergewicht kein lebenslanges Schicksal sein muss. Und akzeptieren Sie, dass es keine Wundermittel von außen gibt. Sie selbst sind das Wunder, das den magischen Schlüssel für die Problemlösung in Händen hält. Also: Finger weg von gesundheitlich bedenklichen Appetitzüglern, Lipase-Hemmern, Schilddrüsenhormonen, Abführmitteln, Enzymen oder Quellstoffen. Ihr fester Wille ist der Dreh- und Angelpunkt.

In meinem Fall waren die wichtigsten Parameter: mein

Problem zu erkennen, es zu verändern und das neue Verhalten beizubehalten. Wenn ich heute zurückdenke, weiß ich, dass ich Ungeheuerliches geschafft habe. Ich habe über 50 Kilo abgenommen – ich habe mein Bestes gegeben, und ich bin einfach stolz auf diese Leistung. Und Sie sollten das schon heute sein. Und jeden kleinen Schritt als Erfolg feiern. Bis zu Ihrem ganz großen Auftritt. Auf dem Weg zum Ziel sollten Sie sich täglich sagen, dass Sie sich all diese Anstrengungen wert sind. Es geht um Sie, um nichts Geringeres. Wenn ich heute zurück an meine dicken Zeiten denke, so wird mir ganz traurig ums Herz, da ich weiß, dass ich mich um so Vieles gebracht habe. Um Bewegung, um Lebensfreude, um Agilität, um Sex, um Gesundheit, um Selbstakzeptanz – im Grunde um alles. Nur um meinen Lebenslügen und den Problemen mit mir selbst durch Essen aus dem Weg zu gehen. So lange, bis ich nicht mehr anders konnte als der Wahrheit ins Gesicht zu sehen und zu erkennen, dass mein Leben dominiert war von Ängsten, Komplexen und Defiziten.

Und ich langsam, aber sicher dabei war, daran zugrunde zu gehen.

Sie haben dieses Buch aufmerksam gelesen und wissen nun, wie es zur Veränderung und zur Kehrtwende kam. Heute kann ich endlich das, was ich jahrelang nicht konnte: Ich mag mich, und ich nehme mich so an, wie ich bin. Mit Nachsicht, einer Portion Humor und Sympathie gegenüber meiner eigenen Person lernte ich, meine kleinen, aber zahlreichen Fehler zu akzeptieren, öffnete mich gleichzeitig anderen Menschen und lernte sie (erneut) zu lieben. Eine logische Kettenreaktion, häufig in der Psychologie beschrieben. Liebe dich selbst, und die anderen lieben dich. Und weiter: ohne Eigenliebe keine Erotik mit dem anderen Geschlecht. So einfach ist es nicht immer, aber oft. Damit das so bleibt, muss man gut zu sich sein und gut für sich sorgen. Und für sich sorgen heißt, psychisch und physisch fit zu bleiben. Und klar im Kopf, um Verdrängungsmechanismen und Zwängen wie dem Essen keinen Raum mehr zu geben. Bin ich heute wütend, dann bin ich es (und schiebe mir kein dick belegtes Wurstbrot rein), bin ich traurig, dann weine ich eben eine Runde oder gehe im Park spazieren (die Natur war und ist schon immer meine beste Trostspenderin gewesen), bin ich lustlos, dann schaue ich mir einen spannenden Film an, bin ich sorgenvoll, dann rede ich mit meinem Mann oder Freunden, bin ich ängstlich, dann mache ich mir Mut, indem ich mir den Spiegel vorhalte und mir zeige, was ich alles schon geschafft und gelöst habe. Früher hatte ich für all diese Zustände immer nur eine Lösung parat: das Essen und nichts weiter. Es war der einzig zuverlässige Problemlöser – und nichts als ein großer Irrtum und eine riesige Selbsttäuschung.

Im Übrigen habe ich auch gelernt, negative Phasen und schlechte Stimmungen einfach auszuhalten. Und sie auch anderen zuzumuten. Warum auch nicht? So ist eben das Leben. Es geht auf, es geht ab, nicht immer ist eitel Sonnenschein. Es ist ein Zeichen von Reife, wenn man dies akzeptiert, sich aber gleichzeitig nicht unterkriegen lässt. Leben bedeutet sich spüren, jeden Tag. Die gesamte Bandbreite des Lebens eben. Es ist spannend, es ist langweilig, es ist schön, es ist hässlich, es ist heiter, es ist traurig, es ist bedrückend, es ist sprühend, es ist zum Lachen und zum Weinen – es ist alles, doch niemals nichts. Und wir sollten jeden Moment dieses wertvollen Lebens als das sehen, was er ist: einzigartig und unwiederbringlich.

Die Reise zu meiner heutigen Lebenseinstellung dauerte lange und war jede Anstrengung wert, so viel ist gewiss. Das Abnehmen hat mein Leben in wesentlichen Bereichen verändert, es hat mich bereichert, und es hat vor allem eines geschafft: Ich habe endlich wieder den Kontakt zu mir hergestellt, nehme mich wieder wahr, akzeptiere und mag mich. Ich habe erneut gelernt, Menschen zu vertrauen und sie zu lieben. Ich habe meine Verlustangst zwar nicht ganz besiegt, aber gut im Griff. Ich spüre mich wieder, ich kann lachen und weinen. Ich weiß mit meinen Gefühlen umzugehen.

Kurzum: Ich stehe wieder mit beiden Beinen fest im wahren Leben.

Eben fällt mein Blick aus dem Fenster. Ich sitze in meinem Dachstudio und tippe diese letzten Zeilen. Es ist Januar, eben geht die Sonne unter, der Himmel ist getaucht in purpurfarbenes Licht. Die nackten Zweige der winterlichen Bäume wiegen sich sanft im Wind. Schnee glitzert von den Dächern, ein Wetterhahn dreht sich träge auf dem Dachgiebel des Nachbarhauses. Nichts Außergewöhnliches, nicht wahr?

Doch für mich vereinen sich in diesem Bild alles Glück und alle Schönheit dieser Erde.

Ich bin glücklich. Alles ist gut.

TIPPS

• Das Glas ist immer halb voll, nie halb leer! Leben Sie im Heute, nicht im Gestern und im Morgen!

- Gewöhnen Sie sich einen positiven Blick auf Menschen und Dinge an – dann ändern sich plötzlich auch Menschen und Dinge in positiver Weise.
- Ihr Wille ist der Dreh- und Angelpunkt in Ihrem Leben.
- Lernen Sie, negative Phasen und schlechte Stimmungen auszuhalten, ohne zu essen.
- Lassen Sie Ihren Gefühlen freien Lauf – und muten Sie Ihre Gefühle auch den anderen zu.
- Freuen Sie sich am Leben. Sie haben nur dieses eine.
- Seien Sie gut zu sich und anderen.

Die effektivsten Abnehmprogramme

Optifast®-Programm

Konzept

Optifast® 52 ist keine kurzfristige Diätmaßnahme, sondern eine nachhaltige Therapie zur langfristigen Behandlung von starkem Übergewicht. Es ist ein fachübergreifendes Therapieprogramm, das die neuesten Erkenntnisse der Adipositasforschung berücksichtigt und von vielen Ärzten empfohlen wird. Das Programm und seine Vorläufer werden seit 1989 in heute über 40 speziellen *Optifast®*- Zentren erfolgreich durchgeführt.

Dauer

Das *Optifast®* 52-Programm dauert 52 Wochen und erfordert eine Teilnahme an wöchentlichen regelmäßigen Gruppensitzungen. Der ambulante Ansatz hat den Vorteil, dass Sie weiterhin berufliche und private Verpflichtungen wahrnehmen können, da Sie nur während der Treffen und bei persönlichen Beratungen im *Optifast®*-Zentrum anwesend sein müssen. Die Gruppentermine liegen meistens in den späten Nachmittags- oder Abendstunden und sind daher auch für Berufstätige gut geeignet.

Kosten

Das *Optifast®* 52-Programm wird von einigen Krankenkassen bezuschusst. Allerdings gibt es regional erhebliche Unterschiede bei der Bezuschussung/Erstattung der Krankenkassen. Sie sollten daher unbedingt im Gespräch mit der Programmleitung des nächstgelegenen *Optifast®*-Zentrums klären, ob Ihre Krankenkasse sich auch an den Kosten beteiligt.

Wenn sich Krankenkassen beteiligen, so werden Leistungen für das diätetische Lebensmittel *Optifast®*-800 nicht übernommen. Eine prozentuale Kostenbeteiligung beschränkt sich auf medizinische, verhaltens- und physiotherapeutische Leistungen sowie auf die Ernährungsberatung, was aber insgesamt circa zwei Drittel des Programmpreises bedeuten kann.

Die Kosten für das gesamte 52-wöchige Programm (inklusive Eiweißpulver) betragen durchschnittlich circa 250 Euro pro Monat, wenn Sie keinerlei Unterstützung durch die Krankenkasse bekommen. Private Krankenkassen bezuschussen in der Regel übrigens nicht.

Zentren
In ganz Deutschland
Kontakt und weitere Informationen unter
www.optifast.de oder Telefon: (069) 66 71-1;
E-Mail: info@nutrinews.de

Weight Watchers®

Konzept
Merkmale der Methode sind eine kontrollierte Ernährungsumstellung sowie wöchentliche Gruppentreffen (gegen Gebühr), bei denen Erfahrungen ausgetauscht, über das Konzept und gesunde Ernährung informiert und die jeweiligen Erfolge überprüft werden. Die etwa 16.000

Gruppenleiterinnen haben ebenfalls mit Weight Watchers® abgenommen und ihr Wunschgewicht erreicht. Das Ernährungsprogramm kann gegen Gebühr auch zu Hause mittels per Post übersandten Unterlagen beziehungsweise online oder mit einem Computerprogramm durchgeführt werden.

Es dürfen grundsätzlich alle Arten von Lebensmitteln in Maßen verzehrt werden. Ziel ist eine langfristige moderate Reduzierung der Energiezufuhr und eine Umstellung der Ernährungsgewohnheiten.

Neben den Gruppentreffen, bei denen auch Ernährungsexperten anwesend sind, basiert das Weight Watchers®-Programm auf den sogenannten *Points* (Punkten). Für jeden Teilnehmer wird anhand von Alter, Größe, Geschlecht, Gewicht und körperlicher Betätigung eine bestimmte Tagespunktzahl festgelegt, die er verzehren darf. Für sportliche Aktivitäten werden zusätzliche Punkte gutgeschrieben.

Dauer
Sie können starten, wann immer Sie wollen und Ihre Teilnahme einfach durch Fernbleiben jederzeit beenden.

Kosten
Neben einer einmaligen Aufnahmegebühr von 15 Euro, die bei regelmäßig stattfindenden Kampagnen auch mal erlassen wird, fallen pro Gruppensitzung derzeit 11 Euro Teilnahmegebühr an. Der neue Monatspass PLUS ist für 39 Euro pro Monat erhältlich und monatlich kündbar. Einige Krankenkassen erstatten diese Kosten. Wer sein Wunschgewicht erreicht hat, erhält für ein Jahr die Goldmitglied-

schaft mit der Berechtigung, die Treffen kostenfrei zu besuchen.

Zusätzlich kann man auch ohne Treffen im Internet am Weight Watchers-Programm teilnehmen. Für 12,95 Euro pro Monat hat man Zugriff auf alle grundlegenden und weiterführenden Informationen, Datenbanken mit Rezepten und einem Forum zum Austausch mit anderen Teilnehmern. Kontakt und weitere Infos unter

www.weightwatchers.de

oder E-Mail kundendienst@weightwatchers.de

Bundesweit finden wöchentlich über 4.600 Treffen statt. Wann und wo ein Treffen in Ihrer Nähe stattfindet, erfahren Sie auf der Internetseite unter *Treffen finden* oder unter der Service-Nummer (0 18 02) 60 40 40 (6 Cent pro Gespräch aus dem Festnetz der deutschen T-Com).

M.O.B.I.L.I.S.

Konzept

Ziel des Programms ist die dauerhafte Umstellung des Aktivitätsverhaltens in Richtung auf eine energetisch ausgeglichene Lebensweise und eine gleichzeitige Verbesserung der Ernährungsqualität. Kurz: mehr bewegen, gesünder essen.

Diesen Ansatz verfolgt M.O.B.I.L.I.S., das interdisziplinäre (= fachübergreifende) Schulungsprogramm zur Therapie des Übergewichts. Der Name ist Konzept: multizentrisch organisierte bewegungsorientierte Initiative zur Lebensstiländerung in Selbstverantwortung. Beziehungsweise *mobilis* = lateinisch *beweglich*. Die körperliche Aktivität steht zwar im Mittelpunkt des Programms. Beweglichkeit bei M.O.B.I.L.I.S. betrifft aber letztlich alle Bereiche des menschlichen Lebens.

M.O.B.I.L.I.S. richtet sich gezielt an stark übergewichtige Erwachsene, die abnehmen wollen und zugleich bereit sind, ihren Lebensstil engagiert und dauerhaft zu verändern.

M.O.B.I.L.I.S. ist eine Initiative des Universitätsklinikums Freiburg, Abteilung Rehabilitative und Präventive Sportmedizin und der Deutschen Sporthochschule Köln, Institut für Kreislaufforschung und Sportmedizin. Alle M.O.B.I.L.I.S.-Gruppen stehen unter zentraler Qualitätskontrolle und unter wissenschaftlicher Aufsicht.

Dauer

Das Programm erstreckt sich über einen Zeitraum von einem Jahr. In den ersten sechs Monaten gibt es jeweils zwei feste Termine pro Woche (Bewegungseinheiten und Gruppensitzungen); in den verbleibenden sechs Monaten findet alle drei bis vier Wochen eine Gruppensitzung statt.

Alle Teilnehmer werden zu Beginn, in der Mitte und am Ende des Programms von einem Allgemeinmediziner oder Internisten medizinisch untersucht (Anamnese, Blutwerte, Belastungs-EKG) und erhalten einen ausführlichen Abschlussbericht für den Hausarzt. Für Diabetiker gibt es zusätzlich (spezielle) Betreuung.

Kosten

Die Teilnahmegebühr für das 48- bis 52-wöchige Programm beträgt 685 Euro pro Person. Alle Versicherten der Barmer Ersatzkasse bekommen (nach § 43,2 SGB V) 585

Euro bei regelmäßiger Teilnahme erstattet. Der Eigenanteil beläuft sich somit auf 100 Euro. Die Teilnahme an M.O.B.I.L.I.S. mit Kostenerstattung setzt eine ärztliche Notwendigkeitsbescheinigung voraus.

Versicherten anderer Krankenkassen steht M.O.B.I.L.I.S. ebenfalls offen. Viele Krankenkassen erstatten ihren Versicherten mittlerweile die Kosten nach dem Vorbild der Barmer. Eine Kostenübernahme muss über die Geschäftsstelle der jeweiligen Krankenkasse erfragt werden.

Nicht in der Teilnahmegebühr enthalten sind die Bewegungsangebote der Stabilisierungsphase.

Zentren/Standorte

Anmeldungen für alle Standorte in Deutschland laufen zentral über Freiburg.

Kontakt und weitere Informationen unter **www.mobilis-programm.de**; Telefonhotline der M.O.B.I.L.I.S.-Zentrale unter der Nummer (07 61) 50 39 10; E-Mail: info@mobilis-programm.de

All diese Programme sind angelegt auf langfristige Gewichtsabnahme unter Einbezug der Änderung von Lebensgewohnheiten sowie vermehrter sportlicher Aktivität.

Wer sich für ganzheitliche Konzepte interessiert, kann sich auch auf meiner Website informieren: **www.comtega.de**

Ihre Fragen beantworte ich unter schaller@comtega.de.

Eine Übersicht von 90 Diäten einschließlich deren Bewertungen finden Sie im Test Spezial Heft der Stiftung Warentest. Infos über **www.stiftung-warentest.de**

Ernährungs- und Bewegungstagebuch

Wissen Sie eigentlich, was Sie täglich so alles zu sich nehmen und wie Ihre Bewegungsbilanz aussieht? Mit diesem
Ernährungs- und Bewegungstagebuch können Sie präzise
protokollieren, was Sie pro Tag zu sich nehmen und was Sie
für Ihre Bewegung tun. Verwenden Sie dabei zur besseren
Übersicht folgende Abkürzungen:

EL   =   Esslöffel
TL   =   Teelöffel
g   =   Gramm
ml   =   Milliliter
Schb =   Scheibe
Stck =   Stück
B   =   Becher
Gl   =   Glas
T   =   Tasse
min   =   Minuten

Beispiel Ernährung

Uhrzeit	Ort	Situation/Tätigkeit	Lebensmittel	Menge
08:00	zu Hause	Zeitung lesen	Brötchen	2 Stück
			Teewurst	50 g
			Joghurt 3,5 %	150 g
			Milch 1,5 %	200 ml
			Kaffee	2 Tassen
10:00	Büro	Pause	Birne	1 Stück

Beispiel Bewegung

Uhrzeit	Ort	Aktivität	Dauer
07:30	zu Hause	Hometrainer	15 Min.
20:00		Spaziergang um den Block	20 Min.

Wenn Sie die Tabelle auf der nächsten Seite siebenfach kopieren, haben Sie für jeden Tag der Woche ein Blatt und damit am Ende der Woche eine vollständige Übersicht über Ihre derzeitige Ernährungs- und Bewegungsbilanz. Führen Sie das Protokoll so genau und ehrlich wie möglich! Am Ende der Woche werden Sie wahrscheinlich – so wie ich am Anfang meiner Diät – erstaunt sein, in welcher Schieflage sich das Verhältnis zwischen Ernährung einerseits und Bewegung andererseits befindet. Mich hat das Protokoll sehr motiviert, das gestörte Verhältnis wieder in eine harmonische Balance zu bringen.

Ernährung

Uhrzeit	Ort	Situation/Tätigkeit	Lebensmittel	Menge

Bewegung

Uhrzeit	Ort	Aktivität	Dauer

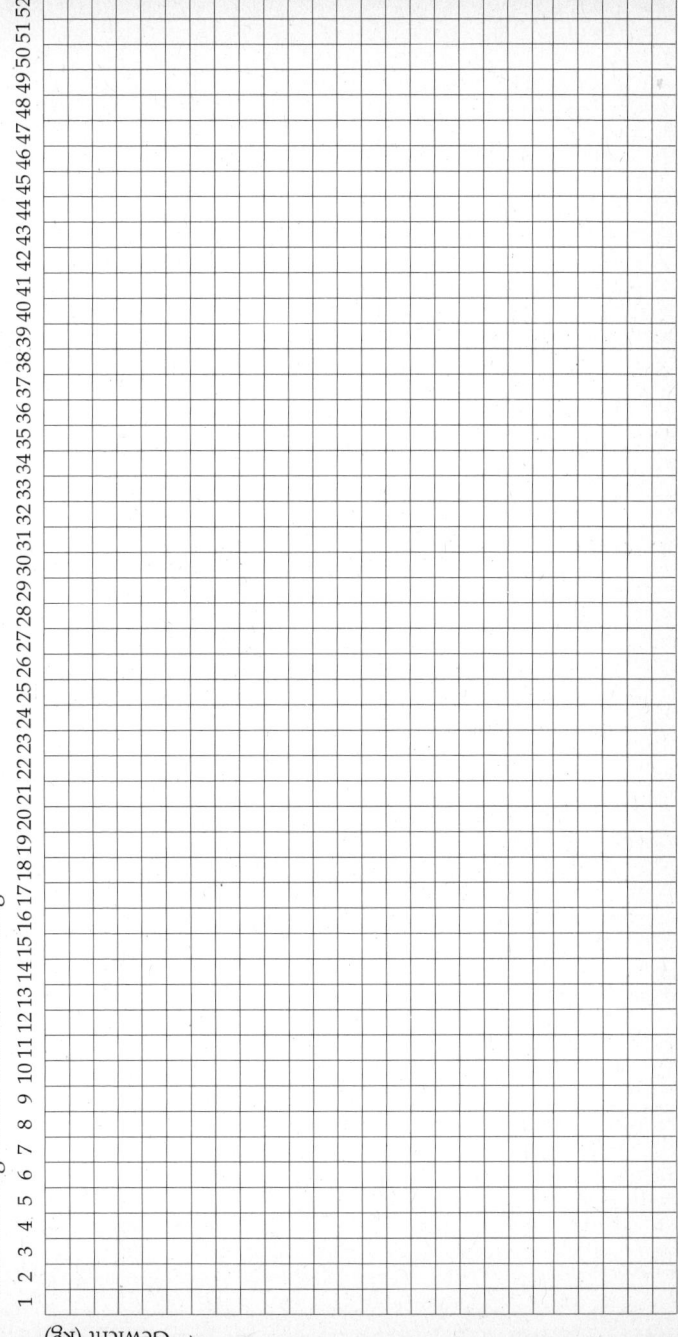

Gewichtsabnahme-Erfolgsdiagramm

Name: Anfangsgewicht: Körpergröße:

Woche seit Beginn der Lebensumstellung →

1 2 3 4 5 6 7 8 9 10 11 12 13 14 15 16 17 18 19 20 21 22 23 24 25 26 27 28 29 30 31 32 33 34 35 36 37 38 39 40 41 42 43 44 45 46 47 48 49 50 51 52

→ Gewicht (kg)

Weltbild Buchverlag
– Originalausgaben –
Genehmigte Taschenbuchausgabe 2009
Verlagsgruppe Weltbild GmbH,
Steinerne Furt, 86167 Augsburg
© 2008 by Bookspot Verlag GmbH
2. Auflage 2009
Alle Rechte vorbehalten

Projektleitung: Bettina Spangler
Umschlag: bürosüd, München
Umschlagabbildungen: Nicole Urbschat, Berlin, www.urbschat.de;
Angelika Schaller
Satz: Uhl & Massopust GmbH, Aalen
Gesetzt aus der Palatino Light 11/14 pt
Druck und Bindung: GGP Media GmbH, Pößneck

Gedruckt auf chlorfrei gebleichtem Papier

Printed in the EU

ISBN 978-3-86800-189-1

Von A bis Z